R. W. Heckl

Mit kollegialen Grüßen ...

Sprachdummheiten in der Medizin

Reiner W. Heckl

4. bearbeitete und erweiterte Auflage

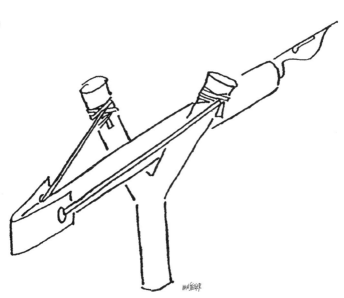

MIT KOLLEGIALEN GRÜSSEN...

Sprachdummheiten in der Medizin

Dr. Reiner W. Heckl
ehem. Chefarzt der Neurologischen Klinik
SRH Klinikum Karlsbad-Langensteinbach
76307 Karlsbad

ISBN 978-3-642-24158-1 4. Aufl. Springer Medizin Verlag Heidelberg

ISBN 978-3-7985-1618-2 3. Aufl. Steinkopff Verlag Darmstadt

Bibliografische Information der Deutschen Nationalbibliothek
Die Deutsche Nationalbibliothek verzeichnet diese Publikation in der Deutschen Nationalbibliografie;
detaillierte bibliografische Daten sind im Internet über http://dnb.d-nb.de abrufbar.

Springer Medizin Verlag
springer.de

© Springer Medizin Verlag Heidelberg 2006, 2012

Planung: Dr. F. Kraemer, Heidelberg
Projektmanagement: W. Bischoff, Heidelberg
Layout und Umschlaggestaltung: Deblik, Berlin
Satz: Fotosatz-Service Köhler GmbH – Reinhold Schöberl, Würzburg

SPIN 80113159

Gedruckt auf säurefreiem Papier. 22/2111 – 5 4 3 2 1 0

Vorwort zur 4. Auflage

Die 4. Auflage hat jetzt der Springer Verlag übernommen. Dass diese Auflage nötig wurde zeigt, dass das Interesse der Mediziner an der Sprache größer ist als ich je angenommen habe. Ich kann mich also nicht mehr der pessimistischen Meinung hingeben, das Schreiben von Sprachglossen sei so erfolgreich wie das Pflügen auf dem Meer und das Sähen im Sand.

Weil die Sprache sich ändert und damit sich auch Stilfehler, Sprachmarotten und Manierismen ändern, habe ich manches gestrichen und einige Glossen noch hinzugefügt. Weil bei vielen Ärzten und Nichtärzten das Verhältnis zum *Konjunktiv der indirekten Rede*, sagen wir einmal sehr gespannt ist, habe ich gewissermaßen zur Entspannung noch ein kurzes Kapitel dazu verfasst.

Vielleicht habe ich mich an manchen Stellen etwas zu pointiert ausgedrückt und war manchmal zu ironisch. Der kritische Leser und die kritische Leserin mögen mir dies bitte verzeihen – ebenso wie meine ziemlich *ostinate Insistenz* auf eine einfache, schlackenfreie, fremdwortarme und präzise Sprache.

Reiner W. Heckl   Karlsbad

Vorwort zur 3. Auflage

Bei der jetzigen 3. Auflage habe ich noch ein weiteres Kapitel – „Warum wir zu Sprachsünden neigen: Meme als Gefahr" – eingefügt. Das Glossar habe ich, trotz vieler Anregungen meiner Leser, nur ganz geringfügig erweitert. Zweifellos gäbe es noch Dutzende von Fehlern, Manierismen und Marotten in der Medizinersprache aufzuspießen. Auch gäbe es viele semantische Fallgruben aufzudecken, in welche die Ärzte kohortenweise hineinplumpsen.

Aber Vollständigkeit ist nicht mein Ziel.

Diejenigen Leser, welche auch nur halbwegs aufmerksam dieses kleine Buch gelesen haben, sollen so kritisch geworden sein, dass sie Sprachsünden leicht erkennen – und vermeiden.

Dies ist mein Ziel.

Karlsbad-Langensteinbach,
im Mai 2006   R. W. Heckl

Vorwort zur 2. Auflage

Überraschend wurde schon nach kurzer Zeit die 2. Auflage nötig.

Die Mediziner haben also doch eine weitaus engere Beziehung zur Sprache, als ich gedacht habe. Überraschend waren auch die vielen bestätigenden Leserzuschriften, oft mit dem brustklopfenden Eingeständnis eigener Sprachsünden. Diese Reue rührte mich sehr, ließ in mir aber den bangen Wunsch aufkommen, dass meine eigenen Arztbriefe – wer ist ohne Fehl? – nicht allzu oft in die Hände meiner Leser geraten sollten.

Vielen Lesern bin ich dankbar, dass sie mich auf einige Fehler und Ungenauigkeiten aufmerksam gemacht haben. Ein Kollege schrieb, er finde zwar alles gut, ich sei aber doch vielleicht ein kleiner Wortklauber. Nun – er hat recht. Ich bin wirklich ein Klauber im alten Sinne des Wortes. Der Klauber (Bergmannssprache) ist der, der unter Tage mühselig die schlechten von den guten Brocken trennt. Was anderes mache ich in diesem Buch?

In der 2. Auflage ist manches verändert, erneuert, einige Fehler wurden ausgemerzt. Zwei neue Kapitel (über Metaphern und Metonymie) wurden eingefügt.

Karlsbad-Langensteinbach,
im Juni 2004

R.W. Heckl

Vorwort zur 1. Auflage

Es gibt eine Reihe von zum Teil sehr amüsanten Büchern, die sich kritisch mit der deutschen Sprache auseinander setzen. Es gibt aber kein Buch, in dem die besondere Sprache der Medizin unter die Lupe genommen wird. Sprachkritiker sind fast immer Journalisten, Germanisten, Philosophen oder – wie zum Beispiel Reiners – ganz besondere Sprachliebhaber. Wenn diese über die Sprache ihrer Zeitgenossen schreiben, verlassen sie kaum die Grenze ihres eigentlichen Metiers. Wollten sie aber versuchen, die Medizinersprache kritisch zu betrachten, dann hätten sie große Mühe. Ohne fundierte medizinische Kenntnisse hätten sie nur unzulängliche Möglichkeiten, die vielen von wackliger Logik angekränkelten Begriffe aufzuspießen oder hohl tönende Medizinerphrasen von notwendigen Formulierungen zu unterscheiden. Sie wären verloren im Gestrüpp des Medizinerjargons, wo aufplusternde Imponiervokabeln nahtlos in dunkle Redeweisen übergehen.

Und so ist die Sprache der Medizin verwildert wie ein Garten, um den sich niemand kümmert. Es gibt keine Instanz, welche die vielen semantischen Verrenkungen, Manierismen oder einfach Sprachdummheiten kritisiert. Die Medizinverlage achten nur wenig oder auch gar nicht auf die Sprache – ausgenommen natürlich der Verlag, in dem dieses Buch erscheint. Und so sind neben den Arztbriefen auch wissenschaftliche Arbeiten Treibhäuser voller Stilblüten. Kaum ein Kongressprogramm, in dem man beim Lesen der Vortragstitel nicht über einige semantische oder syntaktische Schlaglöcher holpern müsste. Niemand legte die Mediziner je an die sprachliche Etikette.

Nun weiß ich, dass sich viele Sprachkritiker darüber einig sind, dass Sprachkritik keinen allzu großen Einfluss hat. Manche meinen sogar, die Sprachkritik sei so erfolgreich wie die Arbeit des Sisyphus. Aber ich kann Ihnen versichern: Ich bin ein fröhlicher Sisyphus, ein Sisyphus, der zwar weiß, dass der schwere Marmorbrocken nicht oben bleibt, der aber mit unverbrüchlichem Optimismus hofft, dass dieser wenigstens nicht ganz in die Tiefe zurückrollt. Es kommt mir in erster Linie darauf an, die Sprachskepsis zu wecken.

Sollten Sie, liebe Leserin, lieber Leser, mit einigen Kommentaren nicht ganz einverstanden sein, so ist dies fast zwangsläufig. Sprachempfinden ist nun einmal zu einem gewissen Teil sehr individuell. Wo rational eine Sache nicht ganz zu begründen ist, erhebe ich hiermit keinen Gültigkeitsanspruch und bedaure apodiktische Schärfe. Keinesfalls wollte ich jemanden auf die Füße treten. Aber um die Aufmerksamkeitsneurone im Frontalhirn am Knistern zu halten, war das Touchieren der Zehen nicht immer ganz zu vermeiden.

Zu danken habe ich einigen:

Mein Mitarbeiter, Herr *Dr. Johannes Peter*, hat sich durch Ausmerzen mancher Fehler für die vielen von mir korrigierten Arztbriefe revanchiert.

Herr *Dr. Reichert*, Chefarzt der Neurologischen Abteilung der Waldklinik Dobel, hat die erste Fassung durchgesehen und mir sehr viele wertvolle Anregungen gegeben.

Herr *Prof. Reisert*, ehem. Chefarzt der Inneren Abteilung des Vincentius-Krankenhauses Karlsruhe, hat mit scharfem Intellekt einiges gestrichen und stirnrunzelnd an manchen Stellen ein dickes Fragezeichen angebracht.

Mein Freund, Herr *Herbert Kern*, Oberstudienrat und Deutschlehrer am Gymnasium Horb, hat manchen sprachlichen Ausrutscher verbessert und mir gezeigt, dass ich auch nur in der medizinischen Schreibtradition stehe.

Sehr herzlich möchte ich mich bei meiner Sekretärin, Frau *Ilona Bachteler*, bedanken. Nur mit ihrer gelassenen Heiterkeit und ihrem stillen Humor konnte sie so viel Geduld aufbringen.

Mein besonderer Dank gilt Frau *Dr. Gertrud Volkert* vom Steinkopff Verlag. Sie stand mir durchweg mit klugem Rat und behutsamer Kritik zur Seite.

Karlsbad-Langensteinbach,
im Frühjahr 2002

Mit kollegialen Grüßen
R.W. Heckl

Inhaltsverzeichnis

Einleitung

*Vor nichts sollten wir uns mehr in Acht
nehmen als davor, wie Schafe der Herde
hinterherzutrotten und dabei nicht die
Richtung einzuschlagen, in die man gehen
sollte, sondern die, in die man geht.*
Seneca (4 v. Chr. – 65 n. Chr.)

Der Stil in der Medizin ist nicht gut – ja häufig ist er sogar ziemlich schlecht. Da strotzt es von unscharfen Begriffen, skurrilen Pleonasmen, unlogischen Adjektiven, Grammatikfehlern und abgenudelten, oft nicht stimmigen Metaphern. Es wimmelt von fachsimpelnden Kompliziertheiten, überzogenen Fremdwörtern und unbekannten Abkürzungen oder Akronymen. Nicht selten kommt es zu Stilbrüchen durch eingestreuten, oft Überlegenheit demonstrierenden Medizinerjargon. Wen wundert's, dass sich auch in der Medizinersprache all die Mätzchen, Macken und Manieriertheiten des allgemeinen Sprachgebrauchs – fast möchte man sagen begeistert – niedergeschlagen haben. Stil und Ausdruck bereiten den Dienern des Äskulap nur wenig Kummer.

Ein Lichtblick vielleicht: Sätze, mühselig zu lesen oder gar unverständlich durch verquere Verschachtelungen, sind eher selten. Zwar verheddern sich Mediziner hin und wieder in den verschlungenen Windungen eines Relativsatzes, aber diese stilistische Unart ist mehr Sache der Geisteswissenschaften. Dort neigt man zu mäandrierenden, nicht enden wollenden, gespreizten Sätzen, bei denen man, endlich am Schluss angelangt, sich verzweifelt an das zurückliegende Subjekt zu erinnern sucht.

Die meisten medizinischen Stilsünden und Ausdrucksfehler findet man in Arztbriefen und – leider nicht viel seltener – in wissenschaftlichen Arbeiten. Es gibt kaum einen Band einer wissenschaftlichen Zeitschrift, kaum ein Programmheft zu einem medizinischen Kongress, in dem nicht schon in dem einen oder anderen Titel grammatikalische Fehler zu finden sind.

Eine dickfellige Indifferenz gegen die Sprache ist bei vielen Medizinern nicht zu übersehen. Wie ist dies möglich?

Und zuweilen liebt auch klares Auge den Schatten, wie Hölderlin meinte (Brot und Wein). Aber leider liegt bei den Medizinern der Schatten nicht vor, sondern im Auge. Das sprachliche Sensorium ist getrübt.

Bis zu seinem Staatsexamen war für den Medizinstudenten der Abituraufsatz die letzte stilistische Herausforderung. Danach wurde nie mehr von ihm gefordert, einen Gedanken zusammenhängend schriftlich zu formulieren. Wurde sein Wissen geprüft, geschah dies mit Multiple-Choice-Fragen. Aber auch in mündlichen Prüfungen verlangte man von ihm nicht mehr als ein paar bescheidene Sätzchen zusammenzufügen.

Zum ersten Mal, fünf bis sieben Jahre nach dem Abitur, muss er, gezwungen durch die Doktorarbeit, wieder eigene Gedanken formulieren. Und viele empfinden das, was sie verharmlosend als »Zusammenschreiben« bezeichnen, als große Mühe.

Kommt der taufrische Mediziner jetzt in die Klinik, dann muss er täglich Arztbriefe diktieren. Dies fällt ihm anfangs ziemlich schwer. Doch bald an das Mikrofon gewöhnt, hat er – kritiklos im Autoritätsschatten – die eingefahrenen Wendungen seiner Kollegen übernommen.

Und schon sehen wir ihn im lauen, aber bequemen Fahrwasser seichter Semantik und stereotyper Wendungen treiben. Hier und da lässt er, zunächst noch schüchtern, einen Schuss Medizinerjargon einfließen, doch bald sehen wir ihn seine Zugehörigkeit zur medizinischen Zunftbrüderschaft mit perfekter Jargonbeherrschung zelebrieren. Mit überzogenen Fachbegriffen und kryptischen Akronymen demonstriert er gerne seine Überlegenheit. Was schert ihn, ob sein Leser – meist ein viel beschäftigter Hausarzt oder Arzt einer anderen Fachrichtung – auch alles versteht? Nur selten werden seine Briefe vom Oberarzt oder Chefarzt korrigiert, selten jedenfalls, was die Sprache betrifft. Und langsam wird die sowieso schon piepsige Stimme seines Stilgewissens immer leiser und verstummt dann schließlich ganz.

Irgendwann ist unser junger Arzt nicht mehr so taufrisch; er wird Oberarzt oder gar Chefarzt. Sein Schrammen gegen die Regeln der Grammatik und seine Sprachmarotten hat er jetzt so verinnerlicht, dass er bei den Arztbriefen und wissenschaftlichen Arbeiten seiner Assistenten den Rotstift gar nicht mehr ansetzen kann. Und weil dies in vielen Krankenhäusern schon lange so ist, entstand langsam ein in sprachlicher Selbstbehaglichkeit gefangener, echolaler Medizinerchor, taub für Misstöne aller Art. *Der schlechte Stil in der Medizin ist tradiert.*

Es wäre auf den ersten Blick sehr verlockend und verdienstvoll, für diese Sorgenkinder der sprachlichen Vernunft eine Stilfibel zu schreiben. Ich fürchte aber, dass dieser in Medizinerkreisen keine größere Verbreitung beschieden wäre als einer Anleitung zum Zähneputzen. Jeder weiß ja schließlich, wie es geht.

Man muss also schon etwas gröber vorgehen als mit feinsinnigen Betrachtungen zum Stil. Man müsse dem Volk aufs Maul schauen, hat Luther gesagt. Richtig – gelegentlich muss man aber doch wohl auch ein bisschen draufklopfen. Denn: Mit Seide näht man keinen groben Sack (Goethe).

Dies ist also keine Stilfibel. Es kommt weniger darauf an, das Richtige zu dozieren, sondern vielmehr darauf, das Falsche zu versuchen auszumerzen, den Stil zu verbessern durch Vermeiden grober Fehler; ganz nach Wilhelm Busch:

> *Das Gute, dieser Satz steht fest,*
> *ist stets das Böse, das man lässt.*

Deshalb das Glossar.

Zum Glossar

> *Unsere ganze Philosophie ist Berichtigung*
> *des Sprachgebrauchs.*
>
> Lichtenberg (1742–1799)

Ein Glossar ist die Sammlung kurzer, meist feuilletonistisch gehaltener Stellungnahmen zu einem Thema – nicht ohne einen Schuss Ironie, nicht ohne eine Prise Polemik. Ich habe nur solche Begriffe und Wendungen ausgewählt, die einem nicht nur gelegentlich, sondern regelmäßig in Arztbriefen und wissenschaftlichen Arbeiten begegnen.

Es werden hier also die häufigsten Sprachsünden und Sprachmanierismen aus Medizinerfedern von einer Medizinerfeder aufgespießt. Den Ärzten wird ein wenig am Zeug geflickt – nicht immer mit Seide. *Kritik an der Sprache ist immer auch Kritik an der Sache,* wie Karl Kraus sagte. Und die Medizin kann durchaus ein kräftig Wörtlein vertragen.

Sie, lieber Leser, liebe Leserin, werden mit meinen Kommentaren, die – zugegeben – oft etwas persönlich sind, nicht immer einverstanden sein. Aber wenn Sie eine Gegenposition beziehen, ob mit Recht oder nicht, wurden Sie zum Nachdenken über ein Sprachproblem angeregt. Auch wenn Sie sich etwas geärgert haben: Allein dieses Nachdenken hat einen Wert gehabt. Die Sprachskepsis wurde angeregt.

Sollten Ihnen in Zukunft einmal eine suspekte Wendung, eine schiefe Metapher oder eine andere sprachliche Ungereimtheit begegnen und Sie bekommen dann ein mulmiges Gefühl in der Magengegend oder gar einen Stich in der Herzgegend, dann hat sich Ihr Stilgefühl gemeldet. Vermutlich ist es verletzlicher geworden. Mehr könnte ich mir nicht wünschen.

Um Ihnen zu zeigen, unter welchem Aspekt ich die einzelnen Stilsünden ausgewählt und kommentiert habe, folgen vor dem Glossar noch einige Ausführungen zu den häufigsten Stilfehlern in der Medizin. Es geht nur um die Sprache der Mediziner untereinander. Außer Betracht blieb die *Sprache des Arztes am Krankenbett,* die eine ganz eigene Betrachtung verdient hätte (z. B. Reichert 2000).

Was ist guter Stil?

*Den Stil verbessern heißt Gedanken
verbessern.*

Nietzsche (1844–1900)

Stil kommt von stilus (lat.). Zunächst war damit nur ein Stiel oder Pfahl gemeint, später der *Schreibgriffel*.

Im übertragenen Sinn verstanden die Römer unter stilus (Stil) dann später auch die Art, in welcher die Sprache in Schrift und Rede dargeboten wird. Die Übertragung auf andere Künste (Musik, Baukunst) erfolgte erst im 16. und 17. Jahrhundert.

Der gute Schreibstil wird nicht nur geprägt durch die Form, sondern auch durch den gedanklichen Inhalt. Begegnet man – wie so häufig – wohlklingenden und hochtrabenden Worten, die nur die Dürftigkeit einer Aussage verbrämen, dann spricht man von Phrasen.

Hat man vor dem Schreiben gedacht und klare Gedanken gefasst, dann ist es in der Regel leicht, diese auch in eine klare Form zu bringen. Cato (234–149 v.Chr.) sagte: *Beherrsche die Sache, die Worte werden folgen (rem tene, verba sequentur).* Umgekehrt wird aber der, welcher sich um einen klaren Stil bemüht, größere Gedankenklarheit erreichen. Denn zwischen Syntax und Logik besteht ein Zusammenhang.

Der Stil wird geprägt vom Charakter des Autors, aber auch von Einflüssen der Gesellschaft, von Modeströmungen und Sachzwängen. Der bekannte Ausspruch des französischen Grafen Buffon (1753), »Stil ist der Mensch selbst«, dürfte wohl etwas übertrieben sein (Rede bei seiner Aufnahme in die Académie française 1753). Man würde nämlich auch noch gerne ergänzen ... *oder was der Mensch gerne sein möchte.*

Und was wollen denn die Schreiber nicht alles gerne sein? Gelehrt, sachkundig, würdig, wichtig, gebildet, überlegen, bewunderungswürdig, bescheiden, salopp, fortschrittlich. Aber bei vielen merkt man auch, wie froh sie waren, ihren holprigen Schriftsatz endlich hinter sich gebracht zu haben.

Welche Prinzipien müssen erfüllt sein, damit der Stil gut ist? Man kann dabei unbesorgt auf die Rhetorik der alten Römer zurückgreifen, welche die Grundlagen für den guten Stil herausgestellt haben.

1. Die Sprache muss *richtig* sein, d. h. die Grammatik muss stimmen (puritas).
2. Die Sprache muss klar und deutlich sein (perspicuitas). Die Begriffe müssen stimmen. Dazu muss vor dem Schreiben klar gedacht worden sein. *Die Worte finden, heißt die Sache selbst finden* (Hebbel).
3. Die Sprache muss dem Zweck angepasst sein (aptum et decorum, passend und schicklich), z. B. kein Jargon, keine Modesprache im wissenschaftlichen Bericht.
4. Alles Überflüssige soll vermieden werden (brevitas) → Redundanz.
5. Die Rede soll trotz Sparsamkeit im Ausdruck auch Geschmack und eine gewisse *Schönheit* zeigen (ornatus).

Die letzte Forderung kann man nicht unbedingt an wissenschaftliche Arbeiten und Arztbriefe stellen. Wird sie aber erfüllt, erhält die Schrift einen besonderen Glanz.

Ob ein Stil gut oder gar schön ist, lässt sich nicht immer einhellig feststellen. Aber wenn der Stil gut sein soll, müssen die Grundsätze der römischen Rhetorik beherzigt werden.

Kant nannte das Denken ein »verdrießliches Geschäft« – das Formulieren ist es wohl nicht weniger.

Um den Grundsätzen der römischen Rhetorik gerecht zu werden, muss sich jeder Arzt immer wieder von neuem bemühen, genau wie jeder Journalist, jeder Schriftsteller oder auch jeder Richter, der ein Urteil verfassen muss. Das wichtigste Prinzip ist auf alle Fälle die Stilklarheit. Klarheit ist nichts anderes als Verständlichkeit.

Die Leser, an die sich eine Schrift wendet, müssen alles verstehen können. Darüber sind sich alle Stilisten und Stillehrer einig – in früherer Zeit Cicero, Quintilian, Lichtenberg, Schopenhauer, Nietzsche. In neuerer Zeit L. Reiners, G. Storz, W. Sanders, E. C. Hirsch, D. Sternberg, W. Schneider, D. E. Zimmer, B. Sick u.a.

Klarer Stil heißt: richtige Sätze, richtige Begriffe und striktes Vermeiden von Unbestimmtem und Redundanz.

Wesentlich für die Stilklarheit sind vor allem *prägnante* Begriffe. Sollte ein Begriff etwas ferner liegen, so muss er erklärt werden; sollte er schwammig sein, muss man ihn bedeutungssicherer machen. Aber gerade hier liegt im Hause der Medizin einiges im Argen. Unklares wird gerne mit klar anmutenden, aber nichts sagenden Begriffen belegt (→ Schulter-Arm-Syndrom, → Schleudertrauma, → Zervikalsyndrom), und die sträfliche Vorliebe in der Medizin für Worthülsen und Floskeln ist nicht zu verkennen.

Die Medizin ist zu einem riesigen, unübersichtlichen Konglomerat verschiedener Fachrichtungen zusammengewachsen und damit auch zu einem Babylon der Begriffe. So kommt es, dass der Arzt den Bericht eines Kollegen einer anderen Fachrichtung gar nicht mehr ohne weiteres verstehen kann. Nicht etwa, weil alles so schrecklich speziell und kompliziert wäre, nein, man denkt einfach nicht daran, sich auf seinen Leser einzustellen und z. B. etwas ferner liegende Begriffe mit ein paar Worten zu erklären. Im Gegenteil, man lässt sogar geheimnisvolle, fachspezifische → *Abkürzungen* und Akronyme einfließen, die dem Leser zeigen, wie wenig er doch von der Sache versteht.

Auch in wissenschaftlichen Arbeiten wird skrupellos fachsimpelnd mit Fachwörtern um sich geworfen, mit Fachwörtern, die vielleicht dem völlig eingeweihten Leser geläufig sind, nicht aber dem weniger sachkundigen, gleichwohl äußerst interessierten Leser. Zwei, drei Wörter würden oft genügen, um viele Fragen unnötig zu machen.

Es gibt nichts zwischen Himmel und Erde, das man nicht auch einer Waschfrau klarmachen kann, hat Hebbel gesagt. Wieviel leichter müsste es dann sein, dies bei dem Kollegen einer anderen Fachrichtung wenigstens einmal zu versuchen.

Strotzend vor Sachkunde klingt folgender, von Reiners (1991) gebildeter Satz, der zeigen soll, wie pompös doch Einfaches gesagt werden kann:

>»Die wissenschaftliche Beobachtung hat ergeben, dass je geringer das Maß an ökonomischer Intelligenz auf der Produktionsstätte waltet, desto beträchtlicher ist das Volumen der ihr auf der Erfolgsseite entsprechenden subterranen Vegetationsform von Solanum tuberosum.«

Wie sind wir doch alle dankbar – einschließlich der Waschfrau – wenn uns ein freundlicher Mensch das verborgene *Tuber melanosporum* (Trüffelknolle) finden lässt und einfach übersetzt: *Die dümmsten Bauern haben die dicksten Kartoffeln.*

Pleonasmen

Ein Pleonasmus (Syn: Tautologie) ist die Zusammenstellung von Wörtern, die das Gleiche bedeuten. Paradebeispiel ist der weiße Schimmel oder der schwarze Rabe.

Die Ursache der ganz besonderen Vorliebe der Mediziner für diese Sprachunart liegt in geheimnisvollem Dunkel. In ihrer Sprache jedenfalls wimmelt es nur so von Tautologeleien. → Unfallereignis, → Prozessdynamik, → Beschwerdesymptomatik, → Schmerzsymptomatik, → Fragestellung, → Herdbefund, → Unfallverletzung, → hirnorganisches Psychosyndrom, → akuter Schlaganfall, → arterielle Hypertonie, → Einblutung, → Kopfschmerzsymptomatik u. a.

Wenn Sie also mit dem nächsten »Düsenjet« zum Kongress fliegen – dann fliegen Sie pleonastisch.

Wenn man sich Pleonasmen einmal in geballter Form vor Augen geführt hat, werden sie einem nicht mehr ganz so bedenkenlos über die Lippen und ins Mikrofon gehen.

Man wird sich dann immer – hoffentlich bis ins »einzelne Detail« – an die »fundamentale Grundlage« der Grammatik »rückerinnern«. Und ich kann Ihnen »voraus prophezeien«: Sie werden »letzten Endes« den »Wirkeffekt« sofort verspüren – und Pleonasmen meiden wie multiresistente Staphylokokken.

Falscher Gebrauch von Adjektiven

Der falsche Gebrauch von Adjektiven ist in der Medizin endemisch. Man vergisst, dass ein Adjektiv vor einem zusammengesetzten Hauptwort sich auf dessen letzten Teil bezieht. Paradebeispiel für das falsche Adjektiv ist der »vierstöckige Hausbesitzer«, der einem »sechsköpfigen Familienvater« eine Wohnung vermietet.

Einen solchen Vokabelsalat kann es in der Medizin doch wohl nicht geben?

Aber was ist mit dem hinkenden → Gangbild und dem → peripheren Blutbild? Nach der → motorischen Ersatzoperation finden sich ja meist reizlose → Narbenverhältnisse, was aber bei einem diabetischen → Patientenmaterial nicht immer der Fall ist. Wir behandeln auch die → periphere arterielle Verschlusskrankheit.

Der Sprachsensible ärgert sich bei solchen Formulierungen, das Sprachsensibelchen könnte dann, vor allem wenn es noch chronischer → Schmerzpatient lesen muss, zur depressiven Persönlichkeit werden.

Selten findet man auch das *Oxymeron*, d. h. die Zusammenstellung zweier sich widersprechender Begriffe. Beispiel dafür ist unser Schimmel, der zum »schwarzen Schimmel« und der Rabe, der zum »weißen Raben« wird. Den dialektischen Schelm, der auf einen Albinoraben hinweist, wollen wir hier einfach nicht beachten.

In der Medizin kennen wir die chronische → Lumbago. Deshalb sollte man aber keine → Liquorpunktion machen.

Aber auch die allgemeine Sprache kennt viele derartige Widersprüchlichkeiten, die sich so eingebürgert haben, dass sie im Ohr des Sprachempfindlichen (-empfindsamen?) nicht mehr so schrill klingen. Wenn da *falsche Tatsachen* vorgespiegelt werden, dann stimmt dies nicht, denn Tatsachen wären keine Tatsachen, wenn sie falsch wären. Und richtige Tatsachen wären pleonastisch.

Wir sind bei stilistisch einwandfreien wissenschaftlichen Arbeiten angenehm enttäuscht, obwohl das Enttäuschtsein immer etwas Negatives ausdrückt. *Angenehm überrascht* wäre richtig gewesen.

Nicht erfreut sind wir aber, wenn Prionen in die *menschliche* Nahrungs-*kette* kommen, weil sie ja wirklich in einer Kette nichts zu suchen haben. Da essen wir sicherheitshalber im Lokal doch lieber einen *gemischten* Salat*teller*, lassen aber den Teller übrig – aus Magenschutzgründen. Wenn Sie das alles sehr verwirren, ja verrückt machen sollte, dann empfehle ich Ihnen eine *psychische* Beratungs*stelle* aufzusuchen. Sie sollten aber nicht darüber grübeln, was eine »psychische Stelle« ist.

Und sagen Sie ja nicht, ich hätte einen *trockenen Humor*! Humor kommt von dem lateinischen *humor* und bedeutet Feuchtigkeit. Humor, diese schwer zu beschreibende Fähigkeit zur heiter-gelassenen Lebensbetrachtung, wurde in der Antike durch eine besondere Mischung der Körpersäfte (humores) erklärt.

Wie man sieht, schon mit der normalen Sprache hat man sein Kreuz. Man kann dieses durchaus mit Humor tragen, sollte es aber durch weitere unbedachte Sprachschludereien nicht noch schwerer machen.

Unbestimmte Begriffe

> »Wenn ich ein Wort gebrauche« sagte Humpty Dumpty
> in recht hochmütigem Ton »dann heißt es genau was
> ich für richtig halte – nicht mehr und nicht weniger.«
> »Es fragt sich nur« sagte Alice, »ob man Wörter einfach
> etwas anderes heißen lassen kann«.
> »Es fragt sich nur« sagte Humpty Dumpty »wer der
> Stärkere ist, weiter nichts«.
>
> Lewis Carroll (1832–1898)
> Through the Looking-Glass

Begriffe sind gewissermaßen die Elemente des Denkens. In den Idealwissenschaften (Logik, Mathematik) oder in der Jurisprudenz werden Begriffe *logisch* miteinander verknüpft. Der Mathematiker gelangt so zu Lehrsätzen, der Jurist zum Urteil. In den Naturwissenschaften werden Begriffe *kausal* miteinander in Beziehung gesetzt. Man gelangt damit zu Sätzen, mit denen ein Teil der Welt beschrieben wird.

Bei jedem Begriff kann man einen Begriffskern und einen Begriffshof unterscheiden. Soweit ein Begriff klar ist, was Umfang und Inhalt anbelangt, handelt es sich um den *Begriffskern*. Dort wo der Zweifel sich einstellt, beginnt der *Begriffshof*. So ist z. B. bei dem Begriff Mensch klar, dass der Begriff Kind eingeschlossen ist. Zweifel bestehen aber, ob dies auch bei einem drei Wochen alten Embryo oder bei einem Patienten im Hirntod der Fall ist.

Wenn bei einem Begriff der Begriffshof sehr groß ist, spricht man von einem *unbestimmten Begriff*. Je kleiner der Hof, desto bestimmter der Begriff. Je bestimmter die Begriffe sind, desto besser lassen sie sich in einen logischen oder kausalen Zusammenhang bringen.

In der Medizin gibt es durch Vielbedingtheit und fließende Grenzen sehr viele unbestimmte Begriffe, was logisch begründete Urteile erschwert. Sogar der Begriff Krankheit, der schließlich ganz im Mittelpunkt steht, ist sehr unbestimmt. Eine befriedigende Definition ist noch nicht gelungen. Diese müsste sowohl naturwissenschaftlichen als auch geisteswissenschaftlichen, traditionellen, soziokulturellen und religiösen Aspekten Rechnung tragen.

Auch andere Begriffe, die in der Medizin von großer Bedeutung sind, haben einen enormen Begriffshof, wie z. B. Vertrauen, Warmherzigkeit, ärztliche Führung, Verständnis, Mitgefühl u. a. Begriffe der ärztlichen Alltagssprache wie Arbeitsunfähigkeit, Berufsunfähigkeit, Konstitution, Disposition u. a. sind ebenso unbestimmt und lassen der subjektiven Betrachtung weiten Raum. Was ist z. B. *Berufsunfähigkeit*? Die Rechtswissenschaft kann es sich leicht machen. Sie definiert die Berufsunfähigkeit abgekürzt folgendermaßen:

Berufsunfähig ist ein Versicherter, dessen Erwerbsfähigkeit in Folge von Krankheit oder anderen Gebrechen oder Schwächen seiner körperlichen und geistigen Kräfte auf weniger als die Hälfte derjenigen eines körperlich und geistig gesunden Versicherten mit ähnlicher Ausbildung und gleichwertigen Kenntnissen und Fähigkeiten herabgesunken ist.

Hier wird der unbestimmte Begriff *Berufsunfähigkeit* mit dem genauso unbestimmten Begriff *Erwerbsfähigkeit* definiert und sogar noch eine Bewertungsmöglichkeit nach Prozenten angenommen.

Die Juristen geben damit den schwarzen Peter an die Mediziner weiter, denn nur diese legen die Berufs- und Erwerbsunfähigkeit fest. Nicht selten beklagen sie sich dann auch noch über die unlogisch denkenden Mediziner, wenn diese in ihren Gutachten beim gleichen Probanden zu verschiedenen prozentualen Einschätzungen gelangen.

Auch die Festlegung der *Arbeitsfähigkeit*, täglich tausendfach von Ärzten praktiziert, ist durch die Unbestimmtheit des Begriffs weitgehend zu einer Sache des Ermessens geworden. Dieses Ermessen ist sogar so frei, dass es oft gar nicht mehr allein nach ärztlichen Richtlinien gehandhabt wird. Wir wissen alle, dass die Arbeitsunfähigkeitsbescheinigung oft nur eine ärztlich sanktionierte, aber durchaus nicht immer ärztlich begründete Fluchthilfe für Alltagsüberdrüssige und Gelbscheinhypochonder ist.

Warum neigen die Mediziner nun bloß dazu, die Zahl solcher unbestimmter Begriffe noch zu erhöhen?

So hat man z. B. sein Kreuz mit den verschiedenen »Zuständen«. Da gibt es den *normalen* oder *reduzierten Allgemeinzustand*, unter dem sich niemand so recht etwas vorstellen kann. Dazu kommt, dass dieser Allgemeinzustand immer unter der Rubrik klinischer Befund steht, gerade dort, wo man die höchstmögliche Exaktheit anstreben muss. In diesen Allgemeinzustand fließt aber meist nur das schlechte Befinden, das Subjektive des Patienten ein, was aber eindeutig in die Vorgeschichte gehört. Selten wird der Begriff bedeutungssicherer gemacht durch Angaben wie Atemnot, Fieber, Kaltschweißigkeit, Bewusstseinstrübung u. a.

Und was bitte ist ein normaler *Ernährungszustand*, fachgemäß abgekürzt EZ? Ist ein guter EZ besser als ein normaler? Sind ein normaler EZ und guter EZ evtl. das Gleiche? Ist ein Patient in einem guten EZ nicht schon etwas zu fett?

In Kriegs- und Notzeiten hat man wohl den noch nicht ganz so Abgemagerten mit einem normalen EZ charakterisiert. Heute müsste man den normalen EZ wohl für die noch nicht ganz so Dicken reservieren.

Der Begriff Ernährungszustand ist nicht nur medizinisch bestimmt, sondern hat auch eine stark nationale, soziale und geographische Tönung. Bei der Angabe eines reduzierten EZ weiß man nicht einmal, ob dies auf die Idealnorm oder auf die Istnorm bezogen ist.

Besonders in Deutschland wird das so genannte Idealgewicht weitgehend kritiklos als Wunschgröße für das Körpergewicht propagiert. Auch kann man, wohl unabhängig von der Definition, bei der Beurteilung des Ernährungszustands großen Irrtümern unterliegen.

So veröffentlichte Derryberry 1938 eine Studie, bei der es um die Einschätzung des Ernährungszustands bei 221 Kindern ging. Diese Kinder wurden nacheinander von fünf Kinderärzten untersucht. 90 Kinder wurden als unterernährt bezeichnet, wobei jedoch nur bei 7 Kindern alle fünf Untersucher übereinstimmten.

Alle Schwierigkeiten kann man sich leicht vom Hals halten, wenn man im Befund Körpergröße und Gewicht angibt und sich (was beim Befund obligat ist) jeder Wertung enthält.

Andere Patienten wiederum sind zwar in einem normalen AZ und normalen EZ, aber fatalerweise »vorgealtert«. Bei der Voralterung handelt es sich (wie beim Allgemein- und Ernährungszustand) um einen ziemlich unüberlegten Subjektivismus, der nicht selten in die Irre führt. Wenn alle Untersucher ihren Eindruck Voralterung genau aufschlüsseln müssten, so würde sich die Voralterung auf vermehrte Gesichtsfalten und graue Haare reduzieren, Phänomene, die nur sehr locker mit dem so genannten biologischen Alter korrelieren. Wenn bei einem 60-jährigen Mann noch dazu kommt, dass er etwas kleinschrittig und vornüber gebeugt geht, so wäre es besser, diesen Befund genau niederzulegen. Vielleicht würde durch den Zwang zur Beschreibung der Untersucher doch an ein *Parkinson-Syndrom* denken, das im Anfangsstadium schon vieltausendfach als Voralterung abgetan wurde.

Man sieht: Der selbst auferlegte Zwang zur Beschreibung, zur genauen Formulierung – d. h. zum subtilen Gebrauch der Sprache – ist der Sache dienlich.

Einer der merkwürdigsten Zustände ist der → »Zustand nach«. Würde man darauf verzichten – nichts wäre verloren. Man hätte sich damit aber die Unannehmlichkeit eingehandelt, sich etwas genauer ausdrücken zu müssen. Deshalb wird der »Zustand nach« noch lange als Feigenblatt für medizinische Bequemlichkeit dienen.

Das »verdrießliche Geschäft« des Denkens (Kant) und des Formulierens kann man sich bequem auch anderweitig vom Hals halten. Man benütze bei allem und jedem das Anhängsel »Syndrom«. Man kann damit Triviales bedeutungsschwer machen. Statt Nackenschmerzen sage man Zervikalsyndrom. Schulter-Arm-Schmerzen – eine Diagnose, die jede Hausfrau stellen kann – nenne man verdunkelnd und damit erhöhend Schulter-Arm-Syndrom.

Bequem kann man auch jedes Missbefinden, das in irgendeiner Form mit Schwindel verbunden ist, als Vertebralissyndrom oder als zervikales Schwindelsyndrom bezeichnen.

Der wohlklingende Begriff *funktionelle Dyspepsie* ist ein Euphemismus, der auf wirksame Art verbirgt, dass man in dem besonderen Fall Symptome wie Völlegefühl, Aufstoßen, Blähungen oder uncharakteristische Oberbauchschmerzen nicht erklären kann.

Das → *Schleudertrauma* ist eine der merkwürdigsten Diagnosen. Hier wird der Unfallmechanismus als Diagnose genannt. Wir freuen uns, dass es – bis jetzt wenigstens – die Diagnose »Treppensturz« noch nicht gibt.

Auch mit dem *organischen Psychosyndrom* (→ hirnorganisches Psychosyndrom) hat man seine Schwierigkeiten. Dieser Begriff sagt nicht mehr aus, als dass das Gehirn nicht richtig funktioniert, weil es auf diffuse Weise geschädigt ist. Entsprechend vielgestaltig sind auch die Symptome. Dort, wo man auf Genauigkeit Wert legt, wird der Begriff organisches Psychosyndrom in der Diagnose nie aufgeführt, ohne wenigstens in Parenthese die in dem besonderen Fall wesentlichen Symptome zu erwähnen (Auffassungserschwertheit, Verlangsamung, Aggressivität, Gedächtnisstörungen usw.).

Ein kleiner Abstecher zum Konjunktiv I (Indirekte Rede)

Thomas Mann bezeichnete im Vorwort zu seinem Roman »Der Zauberberg« den Erzähler als den »raunenden Beschwörer des Imperfektes«. Auch der Autor eines Arztberichtes, einer Krankengeschichte oder eines medizinischen Gutachtens ist gehalten sich im Imperfekt zu bewegen. Aber noch viel mehr sollte er ein *Beschwörer des Konjunktives I* sein, jedoch ein klar sprechender, durchaus kein »raunender«.

Der Konjunktiv I dient der Darstellung der indirekten Rede. Für die Diagnose sind ja immer die Angaben des Patienten am wichtigsten. Im Arztbrief, in Krankengeschichten und Gutachten kann und darf man aber nicht alles Redundante wiedergeben, sondern muss das Wesentliche *epikritisch* zusammenfassen (→ Epikrise). Dies geht aber nicht in der direkten Rede.

Der häufigste Fehler ist, dass man den Konjunktiv der indirekten Rede nicht konstant durchhält, sondern ungeniert mit dem Indikativ, der Wirklichkeitsform, abwechselt.

Er habe seit drei Wochen Schmerzen in der Herzgegend. Die Schmerzen *sind* drückend, auch stechend und seit zwei Tagen seien sie schlimmer geworden. Er *hat* keine Atemnot.

Die indirekte Rede erlaubt es, sich von den Angaben eines Patienten zu distanzieren, was wichtig ist, denn schließlich können wir uns für diese nicht verbürgen. Mit dem Indikativ aber stellt der Autor sich gewissermaßen hinter die Angaben des Patienten, die er ja nur referieren kann. Der Indikativ drückt nämlich immer aus, dass der mit einer Verbform genannte Vorgang tatsächlich und wirklich ist (Duden). Nach dem Prinzip der *objektiven Wiedergabe der Vorgeschichte* (Heckl 1990) ist aber, wie auch bei der Wiedergabe des Befundes, eine wie auch immer geartete Wertung nicht erlaubt.

Die Notwendigkeit, anamnestische Angaben in der indirekten Rede zu referieren wird z. B. ganz offensichtlich, wenn bei einem Patienten mit einer Alkoholkrankheit festgehalten wird:

Er trinkt abends nur eine Flasche Bier.

Hier wurde eine Feststellung getroffen, die dem Autor wohl gar nicht so recht sein kann, da er ja den Patienten als alkoholkrank bezeichnet hat und dessen Angaben er bezweifelt. Unverfänglich hätte es in diesem Fall lauten müssen:

> Er *trinke* abends eine Flasche Bier.

Als Ausdruck des Zweifels findet man in Arztbriefen oft das Wort *angeblich* (→ angeblich).

> Er trinke *angeblich* abends eine Flasche Bier.

Der Gebrauch von »angeblich« ist in diesem Zusammenhang falsch. Angaben in indirekter Rede sind immer angeblich. Das Wort angeblich soll aber hier den Zweifel des Arztes an den Angaben des Patienten ausdrücken. Damit fließt aber eine unzulässige Bewertung ein, die prinzipiell vermieden werden muss.

Seinen Zweifel könnte er elegant folgendermaßen ausdrücken:

> Trotz mehrfachen Befragens beharrte der Patient darauf, abends nur eine Flasche Bier zu trinken.

Jetzt ist es dem Leser überlassen, ob er den Angaben des Patienten traut oder ob er die Zweifel des Referenten teilt.

Das grammatikalisch falsche Wechseln zwischen Indikativ und Konjunktiv in der indirekten Rede ist vielleicht noch eine lässliche Sprachsünde. Ein Kardinalfehler jedoch, ja eine Todsünde wider die sprachliche und medizinische Vernunft ist es, wenn man in die indirekte Rede Begriffe einfließen lässt, die der Patient niemals gebraucht hat.

> Seit einem halben Jahr leide er unter Dyspnoe. In der letzten Woche habe er zwei Synkopen gehabt.

Man kann mit Sicherheit sagen, dass hier die Vorgeschichte stümperhaft erhoben wurde.

Im Meer des Konjunktives gibt es noch viele Untiefen, vor allem die häufige Verwechslung von Konjunktiv I und II. Darauf kann ich aber nicht eingehen, denn in der Einleitung habe ich ja angekündigt, dass es sich bei diesem Buch nicht um eine Stilfibel handeln soll.

Redundanz

Das Gute ist zweimal so gut, wenn es kurz ist.
Gracian (1601–1658)

In Arztbriefen und wissenschaftlichen Arbeiten findet man oft eine ungewöhnliche Redundanz. Es schlägt einem geradezu die sorglose Verliebtheit ins Unwesentliche entgegen. Dies zeigt sich vor allem bei der Darstellung von Anamnese und Befund.

Wer alles sagt, langweilt (Bismarck). Wer alles sagt, ist aber auch unsicher. Er kann das Wesentliche vom Unwesentlichen nicht unterscheiden und wagt nicht, das unnötige Detail wegzulassen. Er beachtet auch nicht, was das Prinzip der Darstellung in der Anamnese im Arztbrief oder in einer Kasuistik ist.

Die Anamnese im Arztbrief ist die strukturierte Zusammenfassung einer Vielzahl anamnestischer Daten aus dem Krankenblatt.
Gemäß dem Prinzip, dass die Diagnose für den kritischen Leser nachvollziehbar oder anzweifelbar sein soll, müssen diejenigen Angaben des Patienten genannt werden, welche in die diagnostischen und differenzialdiagnostischen Erwägungen einbezogen wurden (Heckl 1990).

Alles andere wird weggelassen. Das Gleiche gilt auch für den Befund. *Der Gebildete treibt die Genauigkeit nicht weiter, als es der Natur des Gegenstandes entspricht* (Aristoteles 384–322 v. Chr.).

Wegen dieser gezielten Auswahl von Daten ist der Arztbrief oder die Kasuistik selbst die → Epikrise. Deshalb ist es falsch, die am Schluss folgende Beurteilung z. B. im Arztbrief mit »Epikrise« zu überschreiben.

In England hat, 1700 Jahre nach Aristoteles, der Philosoph Ockham (1288–1349) dazu beigetragen, die Grundlagen des modernen wissenschaftlichen Denkens zu legen. Er erhob zum Prinzip, dass bei zwei Betrachtungsweisen einer Sache die einfachere zu bevorzugen sei. Deshalb müsse man bei der Formulierung einer Hypothese alles so einfach wie nur möglich beschreiben und jede Redundanz vermeiden (*pluralitas non esse ponenda sine necessitate* – oder: *Das Vielfältige soll nicht ohne Notwendigkeit angeführt werden*).

Dieses Prinzip hat als *Ockham's razor* (Ockhams Rasiermesser) Eingang in die Literatur gefunden und seine Gültigkeit bis heute nicht verloren. Mit diesem Rasiermesser sollen alle unnötigen und unbeweisbaren Feststellungen gewissermaßen wegrasiert werden. Mit diesem Ockhamschen Rasiermesser sollte man aber auch durch Myriaden von Arztbriefen und wissenschaftlichen Arbeiten ziehen. Die Leser würden es dem großen Barbier danken.

Aber nur die unnötigen Aussagen wegzuschneiden, würde nicht genügen. Um den wild wuchernden Rasen weitschweifiger, gestelzter und pleonastischer Formulierungen zu stutzen, benötigte man noch einen *Phrasenmäher*, gegen den der alte Ockham sicher nichts einzuwenden gehabt hätte.

Aus Unfallgeschehen würde Unfall, aus räumlicher Nähe einfach nahe, aus Entlassung in häusliche Umgebung würde eine Entlassung nach Hause, und wo absolute Unklarheit herrscht, ist die Sache schlicht unklar. Pleonasmen würden zu einfachen Wörtern gestutzt, unnötige Adjektive abgemäht. Man würde auch nicht mehr → abklären, sondern *klären*, nicht mehr durchuntersuchen, sondern *untersuchen*. Abgenudelte und ausgediente Metaphern würden ohne Ersatz zerfetzt und wir würden niemandem und nichts → ablehnend gegenüberstehen, sondern schlicht *ablehnen*. Einen Patienten, dem es gut geht, würden wir nicht → bei Wohlbefinden entlassen. Und statt alle *Maßnahmen zur Durchführung* gebracht zu haben, haben wir alles getan, um den Stil zu verbessern.

Metaphern

Die Metapher ist ein sprachlicher Ausdruck, der ein Wort oder eine Wortgruppe ersetzt. Die Metapher stammt immer aus einem anderen Bedeutungsbereich, hat aber mit dem ersetzten Wort oder der ersetzten Wortgruppe eine gewisse Gemeinsamkeit. Wenn man also statt Zeppelin *Luftschiff* sagt oder wenn man hofft, dass irgendeine Peinlichkeit langsam vergessen wird und damit *Gras über die Sache wächst*, dann hat man Metaphern gebraucht. Eine Metapher wäre es auch, wenn ich behaupten würde, die sprachliche Vernunft der Mediziner *stehe oft in der Ecke*.

Viele Metaphern sind nicht wie man glauben könnte poetische Bilder, sondern Ausdruck von Sprachnot. Wie hat man bloß früher *am Fuße des Berges* ausgedrückt? Wie könnte man anders als mit der Metapher »Bein« ein *Tischbein* bezeichnen?

Eine weitere derartige Metapher ist der *Urknall*, mit dem man den Beginn des Weltalls bezeichnet. Wie der Astronom Hubble, der die Theorie von der Entstehung des Weltalls aufgestellt hat, den Anfang unserer Welt bezeichnete, weiß niemand. Der *Big Bang* jedenfalls – poetisch als *Urknall* ins Deutsche übersetzt – ist eine völlig unzutreffende Metapher. Fred Hoyle, der eine ganz andere kosmologische Position als Hubble vertrat, schuf die Bezeichnung *Big Bang* als eine verächtlich machende, zumindest ironisierende Metapher. Dennoch wurde diese völlig anders gemeinte und damit auch völlig falsche Bezeichnung, wohl wegen ihrer verführerischen Bildhaftigkeit, zu einem Fachausdruck.

Metaphern werden häufig zu Sprachklischees, egal wie unsinnig sie sind. Die »dunkle Ahnung« kann nie hell sein, nicht einmal wenn einem »ein Licht aufgeht«. Wenn jemandem etwas Ernst ist, dann kann dieser Ernst nichts anderes als »bitter« sein – und dies ist nur die *Spitze des Eisbergs*.

Wenn wir von manchen Metaphern, wie z. B. vom Urknall, wenigstens eine verschwommene Vorstellung haben, so gibt es doch viele Metaphern, deren Bedeutung einem sogar völlig fremd ist. Was bedeutet es, wenn jemand eine Sache *getürkt* hat? Getürkt bedeutet *vorgetäuscht*, wobei wohl niemand annehmen würde, dass bei den Türken die Fähigkeit zum Täuschen stärker ausgeprägt ist als bei den Deutschen. Im 18. Jahrhundert verursachte Baron von Kempelen mit einem grandiosen Schachautomaten helle Aufregung, weil dieser Automat fast alle Gegner schlug, unter anderem auch Napoleon. Dieser

Automat bestand aus einer fein gearbeiteten Gliederpuppe in Gestalt eines Türken mit Turban, welcher die Figuren führte. Doch was niemand wusste, in dem »Automaten« saß ein Zwerg mit einer phänomenalen Schachbegabung. Als der Schwindel aufkam, verbreitete sich in ganz Deutschland die Metapher »einen Türken bauen« oder einfach »türken«.

Wenn eine Metapher nicht stimmt, dann spricht man von der *Katachrese*, das ist die entgleiste Metapher, das schiefe Bild; so z. B. *der Elefant im Porzellanladen, der in jedes Fettnäpfchen tritt*, oder *Er fasste die Gelegenheit beim Schopf und ging mit ihm durch die Wand.*

Auch in der Medizinersprache – nicht verwunderlich – gibt es eine Vielzahl von Metaphern, häufig solche, die knapp an der Katachrese vorbeischrammen. Durch häufigen Gebrauch werden Metaphern zusätzlich noch völlig abgegriffen. Seit gut 40 Jahren dosieren wir ein Kortisonpräparat nicht mehr langsam höher, nein wir *schleichen ein* (→ einschleichen), und wen wundert's, wir schleichen auch wieder aus. Wenn ein Präparat das beste seiner Art ist, dann kann man eine gute Flasche Wein darauf wetten, dass dieses Präparat *der* → *Goldstandard* ist.

Besonders in der Medizinersprache – aber nicht nur dort – findet man eine ziemlich kriegerische Metaphorik. Da gibt es kein therapeutisches Prinzip, keine therapeutischen Maßnahmen, nein, es müssen therapeutische *Strategien* sein (→ Strategie). Da sehen wir ältere, monokeltragende Generäle grüblerisch über Landkarten gebeugt, wie sie einen Angriffsplan ausarbeiten. Und so wie sie mit Kanonen eine Hafeneinfahrt decken, müssen wir irgendwelche Maßnahmen mit einem Antibiotikum »abdecken«.

Unsere Bestrahlungsapparate sind »Kobaltbomben« und »Strahlenkanonen« und schwer erregte Patienten werden gern mit einem Beruhigungsmittel »abgeschossen«. Im Gehirn (kurioserweise nicht im Herzen) gibt es die ischämische »Attacke« und wir sehen eine Kavallerie säbelschwingend ihren Angriff reiten (→ transitorische ischämische Attacke).

Eine militärisch-apokalyptische Metapher – diesmal nicht von Medizinern erfunden – ist die »Kostenexplosion«, die nun wahrlich keine Explosion ist, sondern in erster Linie eine Verminderung auf der Einnahmenseite (→ Kostenexplosion). Ein ähnlich schiefes apokalyptisches Bild ist das »Waldsterben«, das Mitte der 80er-Jahre für größten Aufruhr sorgte, sich aber heute immer mehr als *Waldkränkeln* erweist. Hätte man damals allerdings vom Waldkränkeln gesprochen, nie wäre es zu dem unkritisch-irrationalen Presserummel gekommen. Die metaphorischen Falschmünzen »Kostenexplosion« und »Waldsterben« zeigen, wie sehr Vorstellungen und Meinungen durch falsche Metaphern in bestimmte Richtungen gelenkt werden können.

Die Metaphern der Radiologen sind fast immer krumm. Da sprechen sie blutrünstig von einer »Wurzelamputation« im Myelogramm, was völlig unsinnig ist (→ Wurzelamputation). Bei ihnen »sintert« ein Wirbelkörper, wobei dieser Ausdruck der Geologensprache entnommen ist und allenfalls ganz entfernt das Zusammenbrechen eines Wirbels beschreiben kann (→ sintern). Skurril sind auch die »eloquenten Areale«, welche die Neurochirurgen schützen müssen (→ eloquent). Schön klingt der »Hörsturz« der HNO-Ärzte, mit dem sie die akute Ertaubung meinen. Aber es stürzt nichts, das Gehör *verschwindet*. Es handelt sich gewissermaßen um eine *Gehörverflüchtigung*.

Metaphern sind unnötig, ja sogar affig, wenn sie nichts, aber auch gar nichts zur Erhellung oder Verdeutlichung einer abstrakten Sache beitragen. So ist z. B. das → therapeutische Fenster nicht nur unnötig, sondern auch völlig abgenudelt und zu einem geistlosen Selbstläufer geworden. Warum bloß haben die Mediziner heute ein »therapeutisches Fenster«, während sie früher die »therapeutische Breite« hatten? Warum nennen sie Beschwerden grundsätzlich ein »Beschwerdebild«?

Bei einer richtigen Metapher muss das neue Bild, das für eine Aussage steht, mit dieser eine Gemeinsamkeit haben, die den Vergleich sinnvoll macht (*tertium comparationis*, das heißt »das Dritte, das dem Vergleich dient«). Das Gemeinsame von Kamel und Wüstenschiff ist, dass sowohl das Schiff als auch das Kamel Fortbewegungsmittel für den Menschen sind. Die Übertragung erfolgt vom Wasser auf die Wüste. Es handelt sich hier um ein poetisches Bild, das nicht mehr aussagt, als eben, dass das Kamel zum Transport von Menschen und Material in der Wüste dienen kann.

Ein etwas schiefes Bild in Arztbriefen und wissenschaftlichen Arbeiten ist die häufig vorkommende »engmaschige Kontrolle« (→ engmaschig). Hier sollen die engen Maschen des Netzes die Häufigkeit symbolisieren. Diese Metapher dient aber nur dazu, sich gewissermaßen auf poetische Weise der Genauigkeit zu entziehen. Wenn der Kliniker dem niedergelassenen Arzt eine engmaschige Kontrolle empfiehlt, dann wäre es besser, statt einer metaphorischen Poesie zu huldigen genau zu sagen, ob er nun die Kontrolle alle 8 oder alle 14 Tage, alle Monate oder alle Vierteljahre für nötig hält. Die Metapher erhellt also nicht, sondern verbreitet nur poetischen Sprühnebel.

Didaktisch wertvoll, manchmal ausgesprochen liebenswert sind die von den Pathologen gebrauchten Metaphern. Da gibt es die *Zuckergussleber* (hyaline Einlagerungen in der Leberkapsel durch Stauung), die *Muskatnussleber* (Parenchymveränderungen durch chronische Stauung) und wenn die Stauung nicht so lang anhielt, dann haben wir die *Herbstlaubleber*. Die *Sagomilz* entsteht durch Amyloidablagerungen in der weißen Pulpa, die *Schinkenmilz* durch Amyloidablagerungen in der roten Pulpa. Eine Pneumonie kann *karnifizieren*, d. h. die Lunge wird »fleischartig« in der Konsistenz. Nicht alle Metaphern in der Pathologie sind stimmig. Das Bierherz (»Münchener Bierherz«) entsteht durch eine dilatative Kardiomyopathie, die nicht nur durch Bier, sondern auch durch Schnaps und Wein verursacht werden kann. Das zeigt schon das »Tübinger Weinherz«, das wiederum nur durch Wein entstehen soll, aber mit dem Bierherz identisch ist. Alles in allem aber kann man sagen, dass die Pathologen ein metaphernseliges, aber doch ein ziemlich friedfertiges Völkchen sind, mit einer gefälligen Metaphorik, die sich ganz aus Mutters Küche speist – sieht man einmal von dem etwas martialischen *Panzerherzen* ab.

Im medizinischen Sprachgebrauch haben die *Größenvergleiche* oft etwas Komisches an sich. Manch ein Stilist hätte seine wahre Freude an der Vielzahl der gebräuchlichen Möglichkeiten, die meist aus dem Vokabular der Pathologen stammen. Da gibt es mohnkorn-, hirsekorn-, sagokorn-, erbskorn-, sauerkirsch-, kirschkern- und pflaumenkern-große Knötchen und Knoten. Manche Gebilde sind taubenei-, kleinhühnerei-, hühnerei-, entenei-, gänseei-, emuei-, auch kleinapfel-, kleinkinderfaust-, mannsfaust-, kindskopf- und mannskopfgroß.

Wen wundert es da, wenn ein frischgebackener, aber von solcher Begriffsvielfalt noch verwirrter Mediziner in einem seiner Arztbriefe von einer »kleinhühnerfaustgroßen« Schwellung berichtet. Wer freut sich nicht über einen »wellensittichschwungfederkieldicken« Thrombus, den ein Chirurg aus der Vene entfernt hat? Nur, wer hat sich schon so genau einen Wellensittichschwungfederkiel angeschaut? Wer weiß schon, wie groß ein Emuei ist?

Der possenhafteste Größenvergleich aber – unausrottbar und von größten Größen in der Medizin gern verwendet – ist der sprachlich ziemlich verquere → *Querfinger*, fach- oder sachgemäß abgekürzt mit Qfr. Weitere mehr oder weniger passende Metaphern finden sich im Glossar → abbilden, aufsättigen, Blackout, einsteigen, Gangbild, Patientenmaterial, Philosophie, Verhebetrauma, vorprogrammiert, Wertigkeit u. a.

Metonymie

Eng verwandt mit der Metapher ist die Metonymie. Bei einer Metonymie wird nicht das genannt, was eigentlich gemeint ist, sondern etwas, das in enger Beziehung dazu steht. Wenn also das *Weiße Haus* über *Berlin* erbost ist, ist die Regierung gemeint, die in dem jeweiligen Ort residiert.

Roma locuta (»Rom hat gesprochen«) heißt, dass der Papst eine Entscheidung getroffen hat.

Wenn Sie in einem Lokal ein *Gläschen* trinken, ist dieses Gläschen eine Metonymie. Das Glas als Behälter des Weins, den sie sich genehmigen, steht für den Wein. Und wenn sie ein »*Gläschen*« getrunken haben, kann dies allemal deutlich mehr als ein Glas gewesen sein.

Sagt dann die Bedienung zum Oberkellner: »Der Rotwein dahinten rechts will bezahlen«, dann ist dies auch eine Metonymie, aber eine ziemlich despektierliche. Genauso despektierlich ist es, wenn der Arzt der Krankenschwester zuruft, dass der Oberschenkelbruch noch heute, die Galle in Zimmer 16 aber erst morgen operiert wird.

Wenn wir ein *Paper* fertigstellen, steht das Papier auf dem die Arbeit geschrieben ist für diese. Das Paper ist also ein metonymer Anglizismus. Aber solche Metonymien – wie schön – finden sich fast nie in Arztbriefen oder wissenschaftlichen Arbeiten.

Anglizismen

Er hat aus dem Englischen in eine Sprache
übersetzt, die er auch nicht versteht.

Alfred Kerr (1867–1948)

In die allgemeine Sprache, vor allem aber auch in die Sprache der Medizin, haben sich mehr und mehr Anglizismen eingekrallt. Anglizismen sind englische Wörter oder Wendungen, eingestreut in einen deutschen Text. Oft sind sie nicht zu ersetzen, vor allem nicht in der Computer- und Wissenschaftssprache. Aber in der Alltagssprache sind sie meist nicht nur unnötig, sondern einfach geckenhaft und dumm – eben Angloidiotismen.

Wer dauernd solche Anglizismen in seine Rede einfließen lässt, will wie mancher junge Arzt mit seinem neu gewonnenen Jargon zeigen, dass er zu denen gehört, die Bescheid wissen, die »in« sind. Und in sein ist heute einfach in.

Da haben wir doch überall ein *Center*. Große und auch kleinere Städte haben ein City-Center. Aber es gibt auch ein Music-Center, ein Grill-Center, ein Snack-Center und – wir wollen es nicht verschämt verschweigen – oft auch ein Sex-Center. Und, wen erstaunt dies noch, es gibt sogar ein Jesus-Center. Gerade in diesen schweren Zeiten müssen auch die Kirchen sich anbiedernd die Narrenkappe des Zeitgeistes aufsetzen und zeigen, dass sie in sind.

Wenn es überall ein Center gibt, überrascht es nicht, dass auch viele Kliniken nicht ohne ein Center auskommen. Da ist zunächst das *Service-Center*. Dort muss man heute vorwiegend sparen, das Dienen ist eher Nebensache. Noch wichtiger ist in vielen Kliniken das *Diagnose-Center*. Hier macht man auch den so genannten *Manager-Check*. Das »check« hat nichts mit dem deutschen Scheck zu tun, sondern mit »to check«, das heißt einfach untersuchen, prüfen. Ist der Manager in diesem Diagnose-Center durchuntersucht, d. h. durch und durch durchgecheckt, dann bezahlt er mit einem Scheck. Sollte dieser Scheck gefälscht sein – dies merkt man durch den Scheck-check, dann kommt unser gecheckter Manager in das *Long-sit-in-Center*, wo es nur Water und Bread geben soll, also ins Gefängnis.

In ein solches Long-sit-in-Center wünsche ich den Autor, der erklärt hat, was eine Synkope ist. In schlichtem Deutsch ist die Synkope eine kurz dauernde Bewusstlosigkeit durch eine flüchtige Durchblutungsstörung des Gehirns, also – wenn man in Ohnmacht fällt. Unser anglophoner Fachmann jedoch schreibt: Wenn der *Cerebral blood flow* so *down* reguliert ist, dass die *Brain function* kritisch vermindert wird, kommt es zum *Blackout*.

Dazu muss man ganz allgemein feststellen: Nicht jedes wichtigtuerische, mit Anglizismen aufgeblähte Bla-Bla ist ein – *Statement*.

Die uns sehr freundschaftlich gesinnten Franzosen – sie bewundern uns in manchen Dingen sogar – sind fast peinlich berührt von unserer sträflichen Neigung zum eilfertigen Fußfall vor jedem lauen Windchen, das der sprachliche Zeitgeist streichen lässt.

Noch ärgerlicher als die Verwendung englischer Wörter aber ist unsere Neigung, angloamerikanische Wendungen *direkt*, d. h. wörtlich ins Deutsche zu übertragen, aber nicht richtig, sondern falsch, sodass Dummdeutsch (Henscheid 1994) entsteht.

In der Neurologie sprechen viele nicht mehr von neurologischen Störungen oder Ausfällen. Nein, neurologische *Defizite* müssen es sein. Dies ist die direkte Übersetzung von »neurological deficites« (→ Defizite).

Irgendwelche Neurologen mit sprachlichen Defiziten wollten damit zeigen, dass sie ihre Ausbildung in Amerika genossen haben und dass ihnen das Amerikanische in Fleisch und Blut übergegangen ist. Als sie nun zurückkamen und diese neue Wendung »neurologische Defizite« gewissermaßen als Praeceptores Germaniae auf irgendeinem Kongress von sich gaben, glaubten alle, dies sei der neueste Schrei und es müsse so sein – und die neurologischen Defizite breiteten sich in den Neurologenköpfen aus wie ein Scheunenfeuer – von einem Strohballen zum anderen. Ein Vorgang, der in Frankreich vollkommen undenkbar wäre.

Es gibt einen neuen, sehr sinnvollen amerikanischen Ausdruck, der heißt »evidence based medicine«. Damit meint man eine Medizin, deren Aussage und Handlungen auf der Grundlage von Beweisen oder Daten stehen. Damit ist die rational begründete, naturwissenschaftliche Medizin gemeint. *Evidence* heißt im Englischen *Beweis*.

Aber schon gibt es eine Reihe von journalistischen und medizinischen Sprachschludrianen (oder Einfaltspinseln?), die in allen Zeitungen von der »evidenzbasierten Medizin« schreiben, und noch mehr, die diesen Unsinn kritiklos nachplappern. Sie beachten nicht, dass *Evidenz* im Deutschen gerade das ist, was nicht bewiesen werden muss, nämlich das, was augenscheinlich ist; es ist also gerade das Gegenteil dessen, was das Amerikanische zum Ausdruck bringen will. Die richtige Übersetzung von »evidence based medicine« müsste also lauten: *auf Beweis* (oder *auf Daten*) *gegründete Medizin*.

Aber es ist halt so, dass viele meinen, der faulig-modrige Geruch von Stilblüten sei der Duft der großen weiten Welt.

Es handelt sich hier um die *falschen Freunde* (false friends, faux amis). Dies sind Wörter, die in zwei Sprachen ähnlich oder gleich klingen, aber verschiedene Bedeutungen haben. Niemand übersetzt *Physician* mit Physiker, aber *eventual* wird immer wieder mit eventuell angeboten statt mit *schließlich* oder *gelegentlich*. So wird *familiar* mit familiär statt mit *vertraut*, *consequent* mit konsequent statt mit *folglich* und *Crab* mit Krabbe statt mit *Krebs* übersetzt. Das Gymnasium entpuppt sich immer wieder als *Sporthalle* (gymnasium), und *Psychic powers* sind nicht psychische Kräfte, sondern *übernatürliche, übersinnliche Kräfte*, die man sich wünschen möchte, um all den sprachlichen Fußangeln zu entgehen.

In der Medizin sind Begriffe, die falschen Freunden entsprechen, → Rationale, → Defizite, → Plattform, → Evidenz, → kaukasisch, → lernen, → mild, → für, → Netzwerk, → Philosophie.

Auch andere falsche Übersetzungen sind ärgerlich. Wenn es irgendwo einen Donnersturm gab, dann war dies kein gewaltiges Naturereignis, sondern nur ein schlichtes *Gewitter* (*thunderstorm*). Wenn uns demnächst ein Schild auffordert zu parken und zu reiten, dann sollten wir uns nicht grämen, weil wir kein Pferd dabei haben (*park and ride*). Und wenn ein schwarz gekleideter Unternehmer in einem schwarzen Auto zur Klinik kommt, dann wird diese nicht aufgekauft, denn es handelt sich um den *Leichenbestatter* (*undertaker*). Ein verschüchterter und gleichzeitig »selbstbewusster« Patient ist kein Widerspruch, sondern es wurde nur *self-conscious* (*befangen, gehemmt*) falsch übersetzt. Selbstbewusst heißt *self-confident*.

Wenn den etwas Fettleibigen der Eintritt in einen »Gesundheitsclub« empfohlen wird, dann ist es schon etwas *confusing*, wenn man nicht weiß, dass ein *wealth club* und damit ein *Fitnessstudio* gemeint ist.

Es handelt sich dabei um die sogenannten *Übersetzungsanglizismen*.

Dieses *Verhunzdeutschen*, wie es der große Aphoristiker Lichtenberg vor 200 Jahren genannt hat, ist nicht nur eine Schluderei mit der eigenen, sondern auch mit der englischen Sprache.

Englische Wörter, halb verdeutscht oder einfach original ins Deutsche zu übernehmen, wenn es entsprechende deutsche Wörter gibt, ist immer geckenhaft. Da gibt es den Benefit statt den Vorteil, Nutzen, Gewinn, da wird gecheckt statt untersucht, die Dinge lassen sich gut händeln (handlen?), auch wenn man die Sprache nicht im Griff hat.

Ich will Ihnen → einmal mehr (*once more*) ein Beispiel geben (*to give an example*). Bei klinischen Studien werden Patienten gematched (→ matchen) und gemonitort (→ monitoren) und natürlich gecheckt. Sollten es neurologische Patienten sein, wird nach → Defiziten gesucht. Das Ganze muss dann aber auch zu einem → Papier werden – schon des *Images* wegen. Dieses Papier verkündet dann eine → Message, deren → Highlight – wie das Sprachgefühl der Autoren – meist nur knapp über *Zero* liegt. Man gehört einfach zu denen, die wissen wo's lang geht.

Solche Leute needen nun schon mal etwas Help, weil es ihnen an *linguistischer* Kompetenz fehlt (gemeint ist Sprachbeherrschung, aber linguistisch im Deutschen bedeutet sprachwissenschaftlich).

Man ahnt, dass viele dieser englischstirnigen Verstiegenheiten oft nur Attitüde sind – Ausdruck eines Von-oben-herab-Expertentums. *Sie lispeln englisch, wenn sie lügen*, hat Goethe seinem Mephisto in den Mund gelegt. Heute würde er sagen, ... *wenn sie sich blähen*. Angeben ist ja nur eine gedrosselte Form des Lügens. Vielleicht ist es auch bloß smallkariert.

Der Hang zu überflüssigen, unscharfen, falschen, manierierten und dummen Anglizismen ist nicht nur in der Medizin daheim, sondern in allen Sparten, auch in der Philosophie. Bei der Herbsttagung der Deutschen Akademie für Sprache und Dichtung 1998 in Darmstadt beklagte der Professor für analytische Philosophie, Andreas Kemmerling, die zunehmende *Begriffswurstigkeit* in der Philosophie als Folge vieler englischer Begriffe.

Man sollte sich nun keinesfalls mit einem resignierten *what shall's* begnügen, sondern versuchen, wenigstens etwas gegen den Mainstream zu schwimmen – auch wenn man davon Muskelkater bekommt.

Man muss sich aber dabei auch im Klaren sein: Es gibt viele Anglizismen, auf die man nicht verzichten kann. Man denke an die vielen Fachbegriffe, die man nicht – oder nur unter Billigung größter Umständlichkeit, ja Lächerlichkeit – ins Deutsche übertragen könnte. Wir müssen uns die Franzosen, die einen ganz beträchtlichen Argwohn gegen sprachliche Fremdeinflüsse an den Tag legen und vielleicht manchmal sogar auch die Grenze zum Paranoiden streifen – sprachlich nicht unbedingt in allem zum Vorbild nehmen. Viele Anglizismen müssen wir uns nämlich einfach einverleiben. Wir haben uns schließlich damit abgefunden, dass die USA uns Europäer in den letzten 50 Jahren in Wissenschaft und Technik überrundet haben, dass der Auszug des

Deutschen aus der Wissenschaftssprache schon längst abgeschlossen ist. Deshalb stehen solche Anglizismen, die im Deutschen keine elegante Entsprechung haben, überhaupt nicht zur Debatte.

Wir Deutschen haben aber einen unerklärlichen Hang, alles Englische mit größter Begierde kritiklos in unsere Sprache aufzunehmen. Wie anders wären sonst die vielen anglophonen Sprachunarten zu verstehen? Ob hier Imponiergehabe, pseudokosmopolitisches Getue oder nationale Minderwertigkeitskomplexe eine Rolle spielen, bleibe dahingestellt. Jedenfalls schütteln die Franzosen ungläubig den Kopf über unsere skurrile Neigung, uns unentwegt in Union-Jack und Sternenbanner einhüllen zu wollen.

Auch die Engländer wundern sich über unsere *Lingual submissiveness* – nicht in irgendwelchen Gazetten, die für ihr *Krautbashing* (Eindreschen auf die Deutschen) bekannt sind, sondern in der seriösen London Times. Wenn man sich nun vor dem Schwimmen gegen den Strom überlegt, welche englischen Begriffe man übernehmen sollte und welche nicht, kann man sich an *Voltaire* (1694–1778) halten, der sagte:

Verwende nie einen neuen Begriff, sofern er nicht drei Eigenschaften besitzt. Er muss notwendig, er muss verständlich und er muss wohlklingend sein.

Wir müssen also durchaus nicht die Flut von Anglizismen in donquichotesker Manier bekämpfen. Aber wir sollten versuchen, die Flut doch etwas zu steuern und nicht in botmäßiger Eilfertigkeit auch noch die Schleusen aufreißen. Nur so können wir den Einbruch von Managertümelei und Weltläufigkeit suggerierenden Snobismus in die Sprache verhindern und deren weiterer Banalisierung entgegenwirken.

Jedes fremde Wort, das eine Sache prägnanter bezeichnet als es im Deutschen möglich ist, sollten wir freudig übernehmen. Dies wäre kein Bruch der Loyalität zu unserer Sprache. Dieses fremde Wort darf ruhig auch chinesisch sein.

Warum wir zu Sprachsünden neigen. Oder: Meme als Gefahr

Wenn Sie liebe Leserin, lieber Leser, sich nicht schon längst gefragt haben, warum wir denn zu so vielen Sprachsünden neigen, warum wir geradezu darauf versessen sind Anglizismen aufzusaugen, oder warum wir manierierte, unlogische, ja lächerliche Sprachwendungen kritiklos gebrauchen – dann werden Sie sich dies spätestens dann fragen, wenn Sie das Glossar gelesen haben.

Wir Menschen haben, um vieles stärker noch als unsere Primatenvettern, den Drang, alles Neue begierig aufzunehmen. Dieser Drang ist evolutionär begründet und hat für den Menschen wohl den entscheidenden Überlebensvorteil gebracht. Nur durch Imitation lernten und lernen wir. Nur darauf gründet unsere Kultur. Dabei haben wir zunächst die kleinsten Elemente der Kultur aufgenommen. Zum Beispiel wie man einen Faustkeil bearbeitet oder wie man sich ein Tierfell über die Schultern legt um sich vor der Kälte zu schützen. Nur durch unsere unglaubliche Fähigkeit zur Imitation wurden solche kleinen Elemente der Kultur – die *Meme* – weitergegeben und so konnte sich die Kultur entwickeln.

Dabei sind die Meme im Gegensatz zu den Genen nicht so geartet, dass sie unbedingt nur dem Überleben dienen. Es überleben viele Meme, die überhaupt keinen Überlebensvorteil für den Menschen haben; z. B. wie man Schach spielt, eine Pizza würzt oder wie man eine Zigarette dreht.

Ein schönes Beispiel für eine nicht nützliche Imitation nennt Frans de Waal (2001):

Ein Schimpanse hatte sich am Finger verletzt und stützte sich beim Gehen auf sein umgeknicktes Handgelenk – nicht wie sonst bei Schimpansen üblich auf die Fingerknöchel. Während der Zeit, in der er auf diese merkwürdige Art durch die Gegend humpelte, gingen auch alle Jungen in der Gruppe ständig auf den Handgelenken. Es war zu einer vorübergehenden Mode geworden.

Der Begriff *Mem* stammt von Dawkins (1976/1996) und wurde von Susan Blackmore (1999) weiter differenziert. Ein *Mem* ist ein Kulturelement, das nur durch Imitation – also nicht genetisch – weitergeben wird. Es ist gewissermaßen ein Baustein der kulturellen Evolution.

Ich will auf die interessanten Folgerungen, die sich aus diesem – zugegebenermaßen noch sehr theoretischen – Begriff ergeben, nicht weiter eingehen, weil dies den Rahmen dieses kleinen Buches sprengen würde. Aber die Beziehung zur Sprache ist in diesem Zusammenhang sehr interessant.

Nichts lernen wir so schnell, ja mit so virtuoser Brillanz wie die Sprache. Das Kind imitiert begierig die Sprachlaute aus seiner Umgebung und saugt sie auf wie ein trockener Schwamm das Wasser.

Aber nicht nur das.

Die Laute treffen im Gehirn auf eine Matrix, welche diese Laute (Worte) gewissermaßen in eine angeborene Universalgrammatik einbettet. Aber nur weil das Kind den unerschöpflichen Drang hat, ja die nie versiegende Leidenschaft Wörter und Phrasen zu imitieren und damit in seine Matrix zu füllen, erlernt es in so kurzer Zeit die Muttersprache. Wie wir wissen flaut diese Leidenschaft neue Wörter aufzunehmen langsam ab, und im Schulalter hat das Kind schon Schwierigkeiten, eine fremde Sprache zu erlernen. Aber die Tendenz neue Wörter aufzunehmen geht durchaus nicht verloren, ja sie bleibt sogar noch ziemlich ausgeprägt.

So kommt es, dass wir als Erwachsene sehr leicht modische Wendungen und neue Wörter aufnehmen; vor allem dann wenn diese von Leuten stammen, denen wir berechtigt oder unberechtigt eine gewisse Autorität zuschreiben. Dies sind z. B. unsere Chefs, ältere und damit erfahrenere Kollegen, Vortragende, Fernsehsprecher, Moderatoren, Talkmaster, Politiker u. a. Deren sprachliche Novitäten, Neologismen und Nonsenswörter übernehmen wir mit kindlicher Leichtigkeit und geben sie weiter.

Es müssen aber nicht unbedingt »Autoritäten« sein, die uns bewusst sind. So z. B. ist die Jugend für viele eine unbewusste Autorität, eine Autorität die man heimlich verherrlicht. So übernehmen viele eilfertig Wendungen aus der Jugend- und Studentensprache, egal wie unlogisch, lässig-zynisch oder gar dümmlich sie sind.

Die geradezu magnetische Kraft mit der wir neue Wendungen und Wörter anziehen, hat den großen Vorteil, dass wir sprachlich leicht lernen, aber den Nachteil, dass wir auch viel Unsinn aufnehmen. Wendungen wie → einmal mehr, *statt zum wiederholten Mal* oder »das macht Sinn« (→ Sinn machen) statt dies *hat Sinn*, stammen von Fernsehsprechern, die einmal in Amerika waren und gewollt oder ungewollt solche Übersetzungsanglizismen in ihr Sprechen einfließen lassen.

Oder nehmen wir einmal das merkwürdige »ein Stück weit«. In unserem Neusprech heißt es dann z. B. »Wir haben den Problemkreis ein Stück weit andiskutiert«. Eine andere Sprachmarotte ist, dass irgend etwas »nicht wirklich ist«. »Hast du deine Hausaufgaben gemacht?« »Nicht wirklich«. Immer mehr breiten sich auch syntaktische Verdrießlichkeiten aus wie: Ich kann nicht kommen, »weil ich habe keine Zeit«.

Irgend jemand hat einmal solchen Unsinn erfunden und sein Unsinns-*Mem* breitete sich dann influenzaartig aus. Die Hauptüberträger solcher *Meme* sind in erster Linie Fernsehsprecher, Journalisten, Moderatoren u. a. Sie verbreiten diese Unsinns-*Meme* wie Tuberkulöse die Bazillen mit ihrem Husten.

Von solchen Unsinns-*Memen* werden auch die Mediziner befallen, die ja nicht gerade zu den Sprachsensibelsten gehören. Aber zusätzlich entwickeln diese in ihrem engeren Kreis noch fachspezifische Wendungen, Neologismen und Unsinnigkeiten, die sich bei ihnen dann besonders rasch ausbreiten. Die Hauptverbreiter sind bei ihnen Vortragsredner, Professoren, Chefärzte und Oberärzte. Ihr Medium neben der Rede sind Arztbriefe und wissenschaftliche Arbeiten. Und so bildete sich ein berufsspezifischer Jargon, den man durchaus auch als medizinischen Einheitskauderwelsch bezeichnen kann.

Sprachmarotten jeder Art, so dumm sie auch sein mögen, sind also kleine Sprach-*Meme*, die sich an uns festkrallen wie Kletten an einer Wolljacke. Sie krallen sich fest, egal ob man sprachsensibel ist oder nicht. Nur – der Sprachsensible sucht diese Kletten wieder loszuwerden.

Eine kleine Hilfe bei der Entfernung solcher Kletten ist das Glossar.

Glossar

A

> *Ich habe, glaube ich, die große Begabung,*
> *Sachverhalte allgemeinverständlich zu*
> *machen, aber nur, wenn ich sie selbst vorher*
> *kapiert habe, was die Anzahl der Sachver-*
> *halte empfindlich einschränkt. Und insofern*
> *habe ich mich so ein bisschen mit Pooh dem*
> *Bären solidarisch gefühlt, weil der ja auch*
> *ziemlich wenig kapiert, das wenige aber*
> *sehr klar ausdrücken kann.*
>
> Harry Rowohlt
> In einem Interview,
> Deutschland Radio, Kultur

abbilden *Mit diesen DRG-Ziffern* (diagnosis related groups) *ist die Krankheit X nicht richtig abgebildet.*
Gemeint ist: … wird nicht richtig bewertet.
Irgendwann hat ein sprachlicher Flachbrettbohrer diese bizarre Formulierung gebildet – und schwupps wollen alle mit den DRG-Ziffern nun Krankheiten »abbilden«.
Wenn ein Haus im Wert von dreihunderttausend Euro nur für zweihunderttausend Euro verkauft wird, ist dann das Haus nicht richtig abgebildet?
Dieses »Abbilden« ist ein typisches Beispiel dafür, wie sich eine einmal aufgetauchte Wendung, sei sie auch noch so dumm, falsch oder geckenhaft, in unser Sprachzentrum einkrallen kann. Für Neurowissenschaftler liegt die Funktion des Sprachzentrums nicht mehr so im Dunkeln. Man muss aber feststellen: Es geht in diesem dennoch ziemlich dunkel zu.

abklären *Der Patient wurde abgeklärt, die Krankheit wurde abge-*
klärt.

A

Abklären heißt im Deutschen: Eine trübe Flüssigkeit klar werden, sich setzen lassen. *Abgeklärt* ist eine Person, die durch Erfahrung gereift ist. Ein unklares Krankheitsbild kann man nur klären, nicht abklären. Dennoch, abklären hat im Schweizerischen die gleiche Bedeutung wie im Deutschen *klären*. Somit kann man – helvetophil – eine Krankheit abklären. Keinesfalls kann man jedoch einen Patienten abklären, so wie man ihn im Deutschen auch nicht klären kann. Wenn man also schon abklären gebrauchen will, dann auch im schweizerischen Sinne richtig. Wir Deutschen haben uns für diesen durchaus nicht notwendigen Helvetismus revanchiert, in dem wir das affige »anschreiben« (statt »jemandem schreiben«) über die Rösti-Grenze in die Schweiz katapultiert haben. Es breitete sich dort genauso aus wie bei uns »abklären«, zum Ärger der schweizerischen Sprachpfleger.

Abkürzungen

Die Dauerausscheidung kryptischer Kürzel hat mit der von Salmonellen zwei Gemeinsamkeiten: Sie ist lästig und sie ist äußerst schwer zu beeinflussen.
HI heißt Herzinsuffizienz, nein – oder doch? Auch Herzinfarkt ist möglich. Wir wollen hier keineswegs politisch werden – CSU bedeutet Katheterurin (catheter specimen of urine).
Von einer jungen Frau mit Meningitis hieß es: ... *die LP war am 07. Februar!* Gemeint war nicht die Lumbalpunktion, sondern die letzte Periode.
Merke: Abkürzungen sind meistens ein doppelter GAU (größter anzunehmender Unsinn und größte anzunehmende Unhöflichkeit). In den USA sind sie in Diagnosen und Gutachten verpönt. Die größten Abkürzungs-Schludriane, ja Abkürzungs-Narzisten sind die Kardiologen. Sollten Sie einmal ganz verzweifelt sein: Eine Hilfe bietet das Internet www.medizinische-abkuerzungen.de

ablehnend gegenüber- stehen	*Der Patient steht einer Operation ablehnend gegenüber.* Meteoristisches Wortgeblase. Nach dem Abgang des Flatus bleibt übrig: *Der Patient lehnte Operation ab.*
abschließend	*Der Fall ist abschließend nicht geklärt.* Unnötiges Füllwort. Das Rasiermesser des alten Ockham (S. 17) sollte man immer mit sich führen. Dann heißt es bescheiden: *Der Fall ist nicht geklärt.*
ähnlich gelagert	*Es handelt sich um einen ähnlich gelagerten Fall.* Geschraubter Stil. Einfach: um einen *ähnlichen* Fall.
aktiv teilnehmen	*Patient darf wieder aktiv am Straßenverkehr teilnehmen.* Silbendiarrhö! Ein paar Kohletabletten genommen, dann heißt es: ... *darf wieder Auto fahren.* Und schon hat man sechs Silben (4 gegen 10) gespart. → häusliche Umgebung.
aktiv unterstützen	*Wir haben das Immunsystem mit dem Präparat X aktiv unterstützt.* Pleonasmus. Passiven Widerstand kann man leisten, passiv unterstützen kann man schlecht. Also nur: ... *unterstützt.*
Aktivitäten	*Unsere Aktivitäten beschränkten sich auf ...* Wenn wir jetzt unsere »Kreativitäten« bemühen, unsere *Passivitäten* zum Zuge kommen lassen und einfach diesen monströsen *Pluralismus* (die englischen »activities«) weglassen, dann heißt es: *Wir beschränkten uns auf ...*
akuter Schlaganfall	Titel vieler wissenschaftlicher Arbeiten: *Therapie des akuten Schlaganfalls.* Der »akute« Schlaganfall findet sich nicht nur in Arztbriefen und wissenschaftlichen Arbeiten, sondern auch in

A

Buchtiteln. Die Autoren lassen einen damit wirklich in metertiefes Grübeln verfallen. Wenn so viel geballte wissenschaftliche Prominenz vom akuten Schlaganfall spricht, dann müssen wir irgendwo eine Wissenslücke haben. Wir kennen nämlich den *chronischen* Schlaganfall nicht. Erleichtert, aber dennoch etwas indigniert stellen wir fest: Da haben bloß wieder einmal medizinische Sprachschludriane am Hoftor der stilistischen Vernunft gerüttelt.

Ein Pleonasmus liegt auf alle Fälle vor. Das *Akute* steckt nämlich sowohl im »Schlag« als auch im »Anfall« wie das Weiße im Schimmel, und so möchten wir den Autoren bescheiden vorschlagen, in Zukunft nur noch von der *Akut- oder Soforttherapie des Schlaganfalls* zu sprechen und somit eine Abgrenzung zur Langzeittherapie zu treffen. → Hörsturz.

allseits

Reflexe allseits gesteigert.
Eine Neurologen-Sprachdummheit. Gemeint ist: *alle* Reflexe gesteigert. Da wir nur zwei Seiten haben, könnte es allenfalls noch *beidseits* heißen. Aber trösten wir uns, »omnilateral« hat sich wenigstens noch nicht verbreitet. Es genügt: *Reflexe gesteigert.*

Alternative

Titel einer wissenschaftlichen Arbeit: *Behandlungsalternative des Alkoholdelirs.*
Eine Alternative zum Delir kann wohl nicht gemeint sein. Es muss schon heißen: *alternative Behandlung des Alkoholdelirs.*

alternative Medizin

Gemeint sind all die vielfältigen Heilmethoden, die nicht zur Hochschulmedizin (→ Schulmedizin) gerechnet werden können. Es werden uns also hunderte von »Alternativen« angeboten.
Der Begriff suggeriert, dass es eine Alternative (gleichwertige, aber andersartige Möglichkeit) gäbe. Es gibt aber keine Alternative zu Antibiotika, Aspirin und Allgemeinchirurgie.

Etwas besser, obwohl auch sehr euphemistisch, ist statt »alternative Medizin« der Begriff Ergänzungsmedizin. Richtig: *Glaubensmedizin, Paramedizin.*

alters-entsprechend

Es gibt äußerst selten Kriterien für altersentsprechend (wenn man einmal die Kinderheilkunde außer Betracht lässt). Wenn es im computertomographischen Befund bei einem 50-jährigen Patienten heißt, das Gehirn sei altersentsprechend, dann suggeriert dies, es sei möglich, zwischen dem Gehirn eines 40-Jährigen und eines 60-Jährigen zu unterscheiden, was keineswegs zutrifft. Der Begriff altersentsprechend wird viel zu häufig verwendet. Man kann fast immer darauf verzichten, *weil er nichtssagend ist.*

Anamnese

Der Patient hat schon zwei Herzinfarkte in der Anamnese erlitten.
Man kann in der Anamnese nichts erleiden.
Richtig: *Er hat schon zwei Herzinfarkte erlitten* (Datumangabe). Dies ist die Anamnese!
→ freundlicherweise.

Anamnese leer

Die Allergieanamnese leer
Wir müssen wieder grübeln. Was ist eine *volle* Anamnese? Aber wir merken gleich: Die Sprachvernunft des Autors stand mal wieder in der Ecke.
Richtig: *Keine Allergien.*

anbehandeln

Wir haben den Patienten mit einem Antibiotikum anbehandelt.
Was ist wohl gemeint?
a) Die Herren haben gerade angefangen zu behandeln?
b) Sie haben angefangen mit zu geringer Dosis?
c) Sie haben schon länger behandelt, aber mit zu geringer Dosis?
Ich plädiere für a. Oder doch für b? Na, c käme wohl auch in Betracht. Schwere Frage!
Nein, ich glaube diese Anbehandler sind die gleichen Sprachschludriane wie die Andenker (→ andenken) und

A

werden hiermit alle zu Ehrenmitgliedern des Vereins für deutsche Schaumsprache ernannt.

andenken

Es wurde schon einmal angedacht …
Neudeutsches Dummwort, übernommen von der vormaligen DDR. Henscheid schlägt vor, erweiternd auch noch von *anwissen* zu sprechen.
Mein Vorschlag, Descartes' berühmtes »cogito ergo sum« zu übersetzen: Ich denke an, also bin ich anwesend.

**Anfall-
ereignis**

Pleonasmus. Jeder Anfall ist ein Ereignis.
Also nur: *Anfall.*
→ Unfallereignis, → Geschehen.

angeblich

Aus der Anamnese: *Der Patient trinke angeblich keinen Alkohol.*
Im Konjunktiv der indirekten Rede ist alles angeblich. Außerdem: In diesem »angeblich« wittert der Leser Misstrauen des Autors. Dieses Misstrauen aber gehört in den psychischen Befund und nicht in die Anamnese.
Also weg mit »angeblich«.
Es muss heißen: *Er trinke keinen Alkohol.*

Antibiose

Unter Antibiose entfieberte der Patient sehr schnell.
Gemeint ist: *Unter antibiotischer Behandlung.*
Erstaunlich die sträfliche Neigung der Ärzte, naturwissenschaftliche Begriffe einfach für klinische Belange falsch umzumünzen.
Antibiose ist die gegenseitige Behinderung von Mikroorganismen durch von ihnen in geringer Konzentration ausgeschiedene Stoffe.
→ titrieren, → Wertigkeit, → aufsättigen.

Anwendung

Zur Anwendung kommen.
Es heißt einfach *anwenden* (sechs zu drei Silben).
Die unschöne Tendenz, Zeitwörter zu substantivieren, führt zum geschraubten, umständlich-farblosen Kanzleistil.

Weitere Beispiele: zur Durchführung bringen (durchführen), zu Gehör bringen (vortragen).

Apoplex

Ein in Arztbriefen und wissenschaftlichen Arbeiten unentschuldbarer Jargon. Gemeint ist der *apoplektische Insult.* Aber auch dieser Begriff sollte im Arztbrief nur selten vorkommen. Wir können heute fast immer sagen, ob es sich um eine Hirnblutung oder um einen Hirninfarkt gehandelt hat.

Apostroph

Immer häufiger wird der Apostroph völlig falsch gesetzt. Es heißt nicht 5 EKG's, sondern 5 EKG und wenn es denn der Plural sein muss, dann sind es 5 EKGs.

Ziemlich dümmlich ist der Genitivapostroph. DER SPIEGEL hat ihn treffend als »Deppenapostroph« bezeichnet. Tante Emma's Würstchenbude dringt nun langsam auch in die Medizin ein.

Man schreibt nun einmal im Deutschen nicht »Parkinson'sche Krankheit« oder »Boeck'sches Sarkoid«. Es bleibt bei der *Parkinsonschen* Krankheit oder dem *Boeckschen* Sarkoid.

Wir sollten uns auch nicht draus bringen lassen, wenn ein großer deutscher Medizinverlag einem Buch den schönen Titel »*Netter's Innere Medizin*« gibt.

arterielle Hypertonie

Warum die unnötige Verschnörkelung mit *arteriell*?

Weil es auch eine venöse Hypertonie gibt? Nein, denn meistens spricht man dann von einem *venösen* Stau. Oder will man abgrenzen gegen die *portale Hypertension*? Na ja, aber wer von der Hypertonie spricht, hat noch nie an eine portale Hypertension gedacht.

Und die Hypertonie in der Lunge? Diese ist zwar venös, heißt aber nicht venöse, sondern *pulmonale* Hypertonie.

Wenn man vom *Bluthochdruck* spricht, wird merkwürdigerweise nie ein »arteriell« davor gesetzt.

Also in Zukunft zwanglos das zwanghafte *arteriell* weglassen und nur von *Hypertonie* sprechen.

A

Ärzteschwemme

Ziemlich despektierlich. Da wird etwas angeschwemmt, meist Schmutz, Schlamm, Sand und eben auch Ärzte. *Rentnerschwemme* sagt man nicht mehr, seit dieser Begriff zum → Unwort des Jahres 1996 erklärt wurde. Babyschwemme sagt auch niemand. Da heißt es *Babyboom.* Trotz Ärzteschwemme leisten Tausende von Krankenhausärzten und Krankenhausärztinnen Millionen von Überstunden – selbstredend unbezahlt. Wen wundert's , wenn die Schwemme jetzt zum kläglichen *Rinnsal* wird?

Übrigens, eine Richterschwemme gibt es nicht, aber wir haben in Deutschland über doppelt so viele Richter wie in Frankreich, bezogen auf die Bevölkerungszahl.

aufarbeiten

Die histologische Aufarbeitung des Präparats ergab ...

Gestelzt und falsch. Aufarbeiten bedeutet nachholen, nacharbeiten, das Liegengebliebene erledigen. Gemeint ist hier: *Die histologische Untersuchung ergab ...*

Uns Deutschen wird (selbstverständlich von Deutschen) immer wieder vorgehalten, dass wir unsere jüngere Geschichte nicht »aufgearbeitet« hätten. Aber keiner dieser historischen Aufarbeitungsempfehler kann genau sagen, was damit gemeint ist – und dennoch bekommen wir alle ein schlechtes Gewissen.

aufdosieren

Neologismus.

Unklar, was gemeint ist: Dosieren, bis der Wirkspiegel erreicht ist? Die höchstmögliche Dosis erreichen? Oder nur höher dosieren? Bald werden wir auch »abdosieren«, vielleicht sogar »herunterdosieren«. Völlig hinter dem Rücken der sprachlichen Vernunft, wenn es heißt: Wir haben den Patienten mit dem Präparat X »aufdosiert«. → eindosieren, → aufsättigen.

Richtig: *höher dosieren, Wirkspiegel erreichen.*

A

auffallend	*Auffallende Vergrößerung der Leber.* Was will uns denn der Autor damit sagen?

auffallend *Auffallende Vergrößerung der Leber.*
Was will uns denn der Autor damit sagen?
━ Dass ihm die Vergrößerung aufgefallen ist?
Dies hätte er uns nicht anvertrauen müssen, denn wenn er die Schwellung nicht bemerkt hätte, hätte er sie uns nicht mitgeteilt.
━ Dass die Vergrößerung deutlich oder stark war?
Warum sagt er uns denn dies nicht gleich? Uns hätte nämlich mehr interessiert, ob die Schwellung leicht, mittel oder sehr stark war.
»Auffallend« kann man bequem dazu nutzen, sich *nicht deutlich ausdrücken zu müssen.*

auffiebern *Der Patient fiebert wieder auf.*
Gemeint ist: Das Fieber nahm wieder zu.
Wer *auffiebern* gesagt hat, muss folglich seine Patienten statt *entfiebern* wieder *abfiebern* lassen.
Ab in den Sprachmülleimer!
Also: *Der Patient bekam wieder Fieber* oder *Die Temperatur stieg wieder an.* → aufdosieren.

aufsättigen *Wir haben den Patienten mit dem Präparat X aufgesättigt.*
Ziemlich verquere und neologistische Metapher.
Gemeint ist: Ein Medikament so lange höher dosieren, bis der Wirkspiegel erreicht wird. Lassen wir einmal das unsinnige »auf« weg, dann bleibt noch *sättigen.* Dieser Begriff ist, wie so oft, aus der Chemie entlehnt. Wir Mediziner haben ja schließlich ein, wenn auch nur bescheidenes, chemisches Praktikum absolviert. Mit diesem wollen wir natürlich glänzen.
Sättigen bedeutet, zu einem Lösungsmittel (z. B. Tee) so viel eines löslichen Stoffes (z. B. Zucker) dazuzugeben, bis sich nichts mehr auflöst, d. h. bis der Zucker ausfällt.
Wir sättigen aber – Gott behüte – die Körpersäfte des Patienten keinesfalls mit unserem Medikament. Wir freuen uns, wenn wir den *Wirkspiegel* erreicht haben, der natürlich weit unterhalb des Sättigungsspiegels liegt. Um bei unserem Tee

A

zu bleiben: Wir wollen, dass er angenehm süß schmeckt. Es ist unwissenschaftlich und falsch, einen präzise definierten Begriff aus der Naturwissenschaft in der Praxis gerade wie es einem passt mit anderer Bedeutung anzuwenden.

→ Wertigkeit, → Antibiose, → titrieren, → signifikant.

Augenoptiker

So bezeichnen sich häufig diejenigen, welche zum Broterwerb Brillen anpassen.

Durch die Brille des scharfen Sprachverstands gesehen, handelt es sich dabei um einen recht pleonastischen Berufsstand. Oder gibt es Ohrenoptiker?

Würde dieser Berufsstand sich mit »Nasenoptiker« bezeichnen, dann hätte dies eine gewisse Berechtigung, weil der genannte Körperteil dem Verkaufsobjekt den nötigen Halt gibt.

Früher hieß es bescheiden *Optiker* oder treffend *Brillenoptiker.*

Wann werden uns die Hörgeräteverkäufer mit »Ohrenakustiker« beglücken?

ausdosiert

Der Patient ist jetzt ausdosiert.

Gemeint ist: *Man kann nicht mehr höher dosieren.*

Vielleicht kann ein Medikament ausdosiert sein – niemals jedoch ein Mensch, auch wenn dies Sprachschludriane ständig behaupten.

ausführlich

Ausführliche Diagnostik.

In der Schweiz kann man so formulieren. Da bedeutet ausführlich auch *eingehend, sehr genau,* im Deutschen: *breit darstellende Genauigkeit.* Man kann etwas ausführlich berichten, aber im Deutchen kann man keine ausführliche Diagnostik durchführen.

Die Diagnostik ist *eingehend, gründlich oder umfassend.*

ausgehen von	*Wir gehen davon aus, dass das Fieber abklingen wird.*

Was nun? Sind die Autoren sicher, dass es so sein wird? Vermuten sie es? Ich gehe davon aus, dass sie es selbst nicht wissen.

Ich gehe aber auch davon aus, dass es morgen wieder Tag wird. Na ja, das wird schon so sein, wenn wir nicht gerade in Lappland sind und Polarnacht haben. → denken.

Also: *Wir nehmen an* oder *Wir sind sicher.*

ausschleichen Empfehlung in Lehrbüchern, wissenschaftlichen Arbeiten und Arztbriefen: Man soll mit einem Kortisonpräparat *langsam ausschleichen.*

Das Ein- und Ausschleichen war vielleicht einmal (zu Beginn der Kortisonära) eine ganz nette Metapher, die aber jetzt nach mehreren Ärztegenerationen völlig ausgelaugt ist. Junge Ärzte glauben sogar, dass das »langsame Aus- und Einschleichen« ein Fachausdruck für die langsame Dosissteigerung und -reduktion sei (»ready made phrases«, Orwell).

Vorschlag: Nicht mehr schleichen, sondern sprachlich aufrecht gehen und bitte schon gar nicht »langsam« schleichen, denn dies ist ein Pleonasmus.

Oder ist schon jemand irgendwo »schnell« geschlichen? (Die Blindschleiche wollen wir außer Acht lassen.)

Völlig unzulässig ist die transitive Verwendung von »schleichen«: *Wir haben das Kortison langsam ausgeschlichen.* Dies geht nur auf den Schleichwegen sprachlicher Unvernunft.

Also: *Man muss die Dosis des Kortisonpräparats langsam reduzieren.*

bei *Delir bei Alkoholabusus.*
Absolute Arrhythmie bei Vorhofflimmern.

Ich darf etwas pointiert fortsetzen: *Gehirnerschütterung bei Schlag auf Kopf* oder *Tod bei Herzversagen.*

Es muss *durch* heißen. »Bei« stellt keine kausale Verknüpfung her, sondern drückt nur eine lockere Assoziation aus.

B

So kann man durchaus sagen: Herzinfarkt bei Nikotinabusus. Das Rauchen ist ein Risikofaktor für den Herzinfarkt, aber nicht dessen Ursache. Deshalb kann es umgekehrt auch nicht heißen »Hirninfarkt bei Embolie«, denn der Hirninfarkt ist *durch die Embolie* verursacht.

Ob man den Medizinern je *bei*bringen, ja *bei*biegen kann, das Wörtchen *bei* nicht *bei* jeder Gelegenheit falsch zu benützen? Es wäre *bei*leibe nicht zu viel verlangt. Doch *bei* Gott und Ernst *bei*seite:

Man muss dem *bei*pflichten. In der Medizin wird »*bei*« jedenfalls in neun von zehn Fällen falsch gebraucht.

beide
Parese beider Beine.
Subtiler Pleonasmus. Beine (Plural) bedeutet immer beide.
Also: *Parese der Beine.* → Extremitäten.

bekannt
Bei der Patientin ist ein Hodgkin-Lymphom bekannt.
Ziemlich unbeholfen, ungenau. Wäre das Lymphom nicht bekannt, könnte es nicht erwähnt werden.
Also genauer und richtig: *Bei der Patientin besteht seit 1998 ein Hodgkin-Lymphom.*

beklagen
Der Patient beklagte hartnäckige Kopfschmerzen.
In neuester Zeit werden Beschwerden nicht mehr geklagt, nein, sie werden beklagt.
Beklagen kann man aber immer nur einen Verlust oder jemanden vor Gericht.
Beklagen kann man auch die Stilschludrigkeit vieler, vor allem auch den häufig falschen Gebrauch von beklagen.

Benefit
Die Patienten haben von dieser Maßnahme kein Benefit gehabt.
Unsinnige Übernahme des englischen »benefit« in die deutsche Sprache; unsinnig deshalb, weil es gegenüber dem deutschen *Nutzen, Vorteil, Gewinn* kein Benefit hat.

benigne

Benigner paroxysmaler Lagerungsschwindel.
Zu Recht soll »benigne« hier besänftigen, keine Unruhe aufkommen lassen, denn die Störung ist wirklich nicht gefährlich. Aber den »malignen« Lagerungsschwindel gibt es nicht. So wird jedenfalls nicht ein gleichartiger Schwindel bei bösartigen Krankheiten (z. B. multiple Sklerose) genannt.
Also nur: *paroxysmaler Lagerungsschwindel.*

B

beobachten

Aus einer Arbeit: *Wir beobachteten bei unseren Patienten keine Herzrhythmusstörungen.*
Gemeint ist: *Wir stellten keine Herzrhythmusstörungen fest.*
Beobachten kann man nur Veränderungen, die sich in der Zeit, gewissermaßen vor unseren Augen, abspielen. Die Mediziner beobachten aber häufig schon den Augenblick, wo noch gar keine Veränderung erkennbar ist, wie z. B. eine Erhöhung der BSG, einen erhöhten Blutdruck oder eine depressive Verstimmung. Sie wollen einfach nicht *feststellen.*
Man möchte gerne beobachten, wie der falsche Gebrauch von beobachten langsam verschwindet.

Bereich

Schmerzen im Bereich der linken Gesichtshälfte.
Entweder hat der Patient Schmerzen in der gesamten linken Gesichtshälfte, dann ist »im Bereich von« unnötig. Hat er aber Schmerzen in der Jochbeinregion, dann war »Bereich« ungenau. »Im Bereich« kann fast immer weggelassen werden.

Beschwerdebild

Gemeint sind immer nur Beschwerden. Sagt man nur *Beschwerden,* dann hat man nicht eine Spur weniger ausgedrückt als mit dem pompösen »Beschwerdebild«. Sprachliche Bescheidenheit dient der Genauigkeit und dem schlackenfreien Stil. → Gangbild, → Zustandsbild.

B

Beschwerde-symptomatik	*Die Beschwerdesymptomatik hat sich gebessert.* Bombastische Verdoppelung. *Beschwerden* allein würde vollkommen genügen, denn Beschwerden sind immer Symptome. Gebessert haben sich im Übrigen nur die Beschwerden, nicht die Symptome. Diese haben sich *zurückgebildet.*

betreuen

Ein schönes, altes deutsches Wort. Es bezeichnet die Fürsorge für Menschen in einer menschlichen, privaten Sphäre. Jemandem wird Hilfe, Sorge oder Pflege zuteil. Darin schwebt auch ein Unterton von uneigennützigem Handeln. Wenn der Arzt einen Patienten betreut, so tut er mehr, als nur was dem Honorar entspricht. Die menschliche Zuwendung geht darüber hinaus.

Welch merkwürdiger Unsinn, wenn nun ein Computerprogramm, die Gehaltsliste oder der Sterilisationsapparat *betreut* werden.

beüben

Bei dem Patienten (mit Schlaganfall) wurde die linke Hand beübt.
Neologismus. Beüben gibt es nicht.
Übt oder beübt der Klavierspieler seine linke Hand? Übt ober beübt er die Mozartsonate?
Es muss heißen: ... *wurde mit der linken Hand geübt.*

bewusst sein

Der Patient ist sich bewusst, dass er Diät halten muss.
Geschraubt für *wissen, sich klar darüber sein.*
Ich stelle mir vor, wie diese Bewusstseinsfreunde Sokrates übersetzt hätten. »Ich bin mir dessen bewusst, dass ich keine bewussten Kenntnisse habe«.
(Ich weiß, dass ich nichts weiß.)

Binnen-konsens

Alternative Medikamente, vorwiegend homöopathische, werden dann von der Kasse bezahlt, wenn die verordnenden, alternativen Ärzte sich über deren gute Wirkung einig sind.
Die Welt ist ungerecht.

Wie wäre es denn, wenn man den Ärzten der wissenschaftlichen Medizin zum Ausgleich einen Binnenkonsens bei der Steuererklärung gewähren könnte?

biologistisch   Ein Adjektiv mit deutlich abwertendem Charakter. Es steht dem genauso abwertenden »szientistisch« oder »evolutionistisch« nahe. Ein Vorwurf, der gern streng naturwissenschaftlich denkenden Medizinern und Biologen gemacht wird. Man unterstellt ihnen, sie glaubten, die ganze Welt sei gewissermaßen aus einem Punkt zu kurieren – nämlich aus dem der Naturwissenschaft, besonders der Biologie.
Zimmer (1988) schlägt vor, einfach zu antworten, dieser Vorwurf sei soziologistisch oder philosophistisch.

Blackout   *Der Patient hatte einen Blackout.*
Gemeint ist in der Regel eine Synkope, also eine kurze Bewusstlosigkeit aufgrund einer Minderdurchblutung des Gehirns. Aber Blackout hat auch die Bedeutung eines *kurz dauernden Erinnerungsverlustes* ohne Bewusstseinsstörung oder von bloßem *Schwarzwerden vor den Augen*, z. B. bei einem Düsenjägerpiloten unter hoher Beschleunigung. Umgangssprachlich meint man damit oft das »plötzliche Ausrasten« einer Person, z. B. bei einem Erregungszustand, Wutausbruch.
Dieser vieldeutige Begriff hat in einem Arztbrief oder einer wissenschaftlichen Arbeit nichts zu suchen. Wer ihn benützt, denkt nicht, sondern gibt an oder hat einen sprachlichen Blackout.

Carzinom   Eine Schreibweise, die nicht nur nicht chic, sondern auch noch falsch ist. Bei lateinischen Wörtern mit c, die eingedeutscht werden, wird das c entweder zu k oder zu s (und cardial wird zu kardial, chic [franz.] zu schick).
Also: *Karzinom.*

Chance   *Patienten mit Hochdruck haben eine größere Chance einen Schlaganfall zu bekommen als Gesunde.*

Und damit – so möchte man fortsetzen – eine größere Chance zu sterben. Unsere Stilisten haben wieder einmal einen Begriff nicht im Griff.

Chance ist eine *günstige* Gelegenheit, die Aussicht auf Erfolg. Die Patienten mit Hochdruck haben also *ein größeres Risiko.*

C

checken

Der Patient wurde gecheckt.

Oder: *Wir werden abchecken, ob eine Operation möglich ist.*

To check: prüfen, überprüfen, untersuchen. Das Checken ist einfach die Übernahme eines englischen Wortes ins Deutsche. Wir werden diesem Phänomen noch öfter begegnen.

Aber eine Unart allein genügt nicht. Deshalb die zweite deutsche Unart: Man hängt einfach noch eine Vorsilbe an. Es heißt jetzt: abchecken.

Dieses Abchecken ist wohl dem → Abklären nachempfunden. Wer von diesen Checkers in Arztbriefen einen derartigen Schnodderton anschlägt, hat stilistisch gesehen ein Checkerboard vor dem Kopf.

Haben Sie das gecheckt?

Chroniker

Gemeint ist: *Der chronisch Kranke* oder *die chronisch Kranken.*

Ein Begriff, der ganz neu bei der Diskussion um das Gesundheitsstrukturgesetz (2003/2004) gebildet wurde. Es ist ein Neologismus, den man dem Erfinder – vermutlich ein Politiker – nicht unbedingt übel nehmen muss, wohl aber den sprachlichen Schrebergärtnern, die diesen Begriff kritiklos übernehmen. → Epileptiker.

chronisch

Es ist eine chronische Therapie nötig.

Nur eine Krankheit kann chronisch sein. Vielleicht wäre auch chronische Sprachschluderei möglich. Völlig unsinnig, weil dazu noch pleonastisch, ist die so häufig erwähnte chronische Langzeittherapie. Der chronisch wackeligen Sprachlogik kann man nur mit ständiger (nicht »chronischer«) Sprachskepsis gegenüber den eigenen Sätzen begegnen.

Defizite   *Der Patient hat keine neurologischen Defizite.*
Sicher nicht ganz falsch. Man sollte aber seine Gedanken
etwas schweifen lassen. Niemand spricht von kardialen
Defiziten, hepatologischen Defiziten oder gar pädiat-
rischen Defiziten. Wenn jemand sein rechtes Sprungge-
lenk verstaucht hat, hat er offensichtlich kein orthopädisches Defizit. Die Defizite scheinen ganz für die Neurologie reserviert zu sein (S. 25). Warum? Früher sprach man
immer nur von neurologischen *Störungen* oder *Ausfällen.*
Aber wir ahnen es: Im Amerikanischen heißt es *neurological deficites.* Und die »neurologischen Defizite« haben sich
in den Neurologenköpfen influenzaartig ausgebreitet. Defizite im klaren Deutsch: *Fehlbetrag* – wenn die Ausgaben
nicht durch die Einnahmen gedeckt sind.

dekonfiguriert   *Wirbelkörper keilförmig dekonfiguriert.*
Radiologenslang.
Warum dieser Neologismus von Radiologe zu Radiologe
überspringt wie ein Floh von Hund zu Hund, bleibt ein
Rätsel.
Es muss heißen: Wirbelkörper keilförmig *deformiert.*

Demenz-   Der Begriff ist dann richtig, wenn Folgendes gemeint ist: ein
syndrom   Syndrom (Symptomenkomplex), das als wesentliches
Symptom eine Demenz enthält, z. B. Parkinson-Syndrom
mit Demenz, Multiinfarktkrankheit mit Demenz, Hirnver-
letzung mit Demenz u. a. Fast immer wird aber das Demenzsyndrom synonym für Demenz benützt, auch ganz
unverfroren für *Alzheimer-Demenz.* → Schmerzsyndrom.
Da aber die Demenz selbst schon ein Syndrom darstellt, ist
das Demenzsyndrom in einem solchen Fall nur ein trivial
aufplusternder Pleonasmus.
→ Syndrom, → depressives Syndrom.

denken   *Wir denken, dass diese Störung psychosomatischer Natur ist.*
Unsere medizinischen, noch häufiger die nichtmedizi-
nischen Denker, denken sicher nicht, dass sie denken, son-

dern sie denken, dass sie meinen, glauben, überzeugt sind oder wissen.

To think ist im Englischen ein Allerweltswort. Deshalb müssen wir natürlich aus unserem *denken* dies auch machen. Ich denke aber – pardon, ich bin der festen Überzeugung – dass dies nicht sein sollte. Das Land der Dichter und Denker sollte nicht zum Land der Schwätzer und Flachdenker werden.

Aber nicht nur an diesem kleinen Wörtchen *denken* sieht man, was man mit der Sprache auch für ein Kreuz zu tragen hat. Wenn einem jemand sagt, man sei nicht mehr der Alte, so meint er doch nur, dass man nicht mehr der Jüngste sei. Also entweder: *Wir nehmen an, dass ...* oder: *Wir sind sicher, dass ...* → ausgehen von.

depressive Erkrankung

Eine Krankheit kann kardial sein, sie kann rheumatisch sein, aber nicht depressiv. Depressiv ist nur der Mensch. Bei der kardialen Erkrankung bezieht sich das Adjektiv auf das Herz, bei der rheumatischen auf die Gelenke oder auf die Ätiologie. Das *depressiv* bezieht sich aber nur auf den Menschen selbst. Dieser feine Unterschied wurde leider auch in der Nomenklatur, die ja von Fachleuten erstellt wird, nicht beachtet. Aber 2 + 2 ist immer 4, auch wenn ein Mathematiker behaupten sollte 2 + 2 sei 4,5.

Also müssen wir weiter von der *Depression* sprechen und nicht von der depressiven Erkrankung.

→ depressives Syndrom, → Persönlichkeitsstörung.

depressives Syndrom

→ depressive Erkrankung

dezent

Der Patient hat dezente neurologische Störungen.

Gemeint ist: geringe, kaum erkennbare Störungen.

Aber dezent bedeutet: anständig, schicklich, zurückhaltend, sich unauffällig benehmend.

Also: *Leichte oder angedeutete neurologische Störungen.*

→ diskret.

diabetisches
Fußsyndrom

Wir kennen die diabetische *Retinopathie,* die diabetische *Polyneuropathie,* die diabetische *Nephropathie* und bis jetzt auch den *diabetischen Fuß.* Aber diabetischer Fuß klingt viel zu einfach! Da hängen wir doch gleich noch ein syndromatisches Schwänzchen an, und wie schön klingt nun »diabetisches Fußsyndrom«. Was im Übrigen ist ein diabetisches Syndrom?

Wer weiter vom diabetischen Fuß spricht, bleibt sprachlich korrekt und verliert nichts gegen das affige »diabetische Fußsyndrom«. Vor allem täuscht er nicht vor, dass es sich hier um ein scharf umrissenes Syndrom handelt. → Syndrom, → Schmerzsyndrom, → Zervikalsyndrom.

Diagnostik

Kapitelüberschrift in einem Lehrbuch: *Die Diagnostik der Lungenembolie.*

Es muss heißen: *Die Diagnose der* Lungenembolie oder Die *Diagnostik bei der* Lungenembolie. Auch wenn die Begriffe Diagnostik und Diagnose häufig synonym verwendet werden, ist dies nicht richtig.

Ich begründe dies so: Diagnostik

- ist die Summe der Maßnahmen, *die zur Diagnose führen;* sind die Maßnahmen, welche dazu dienen, die einzelnen Symptome einer Krankheit zu erfassen;
- ist die *allgemeine Lehre von der Diagnose,* das heißt, wie man die Diagnose stellt.

Mit dem Titel »Die Diagnostik der Lungenembolie« kann aber nicht die allgemeine Lehre von der Diagnose gemeint sein, denn es handelt sich ja um die ganz spezielle Diagnose der Lungenembolie.

Es kann sich aber auch nicht nur um die Gesamtheit aller Maßnahmen, die zur Diagnose Lungenembolie führen, handeln, denn damit wäre ja das Kapitel nicht vollständig. In dem Kapitel »Diagnostik der Lungenembolie« wären ja nicht die Gedankengänge beschrieben, die dann zur Diagnose Lungenembolie führen. Es wären zwar die einzelnen diagnostischen Vorgänge festgehalten, nicht aber, wie man das geistige Band um die vielen Befunde schnürt. Der Autor hat dies jedoch ganz sicher getan. Er hat die diagnostischen Maßnahmen (Diagnostik) beschrieben, begründet und deren Ergebnisse miteinander verknüpft. Nur dieses Vorgehen führt zur Diagnose.

Also: Der Begriff *Diagnose* ist der *Überbegriff* von Diagnostik. Das heißt, es gibt keine Diagnose ohne Diagnostik. Aber umgekehrt *kann eine noch so genaue Diagnostik durchaus ohne Diagnose bleiben*, was gar nicht so selten ist. *Die Diagnostik führt zur Diagnose.* Die Diagnose ist das *Erkennen und Benennen einer Krankheit* oder des Schadens durch eine Verletzung.

Empfehlung an den Autor, die Überschrift des Kapitels so zu formulieren: *Die Diagnose der Lungenembolie.*

diagnostizieren *Wir diagnostizierten eine Lähmung.*
Befunde werden *festgestellt,* diagnostiziert werden Krankheiten oder wie auch immer geartete Zusammenhänge von Störungen.
Also: *Wir stellten eine Lähmung fest.*

digitalisieren *Der Patient wurde digitalisiert.*
Nur ein Unbedarfter würde annehmen, der Patient sei mit dem Finger (digital) rektal untersucht worden. Nein! Er bekam einen Extrakt aus dem *Fingerhut,* z. B. Digitalis purpurea. → markumarisieren, → oralisieren, → -ieren.
Also: *Wir behandelten mit ...*

diskret *Der Patient hat einen diskreten Ausschlag.*
Gemeint ist: *einen kaum sichtbaren Ausschlag.*
Aber diskret bedeutet: verschwiegen, taktvoll, eine Angelegenheit so behandeln, dass niemand etwas davon erfährt. → dezent.

Diskurs Auch in der Medizin steht jetzt der Diskurs hoch im Kurs. Gemeint ist: Diskussion, Erörterung, Austausch von Argumenten – was dieser Begriff auch bedeutet.
In den allgemeinen Sprachgebrauch hat sich der Diskurs etwa seit 1981 eingeschlichen. Er stammt aus Arbeiten des

Philosophen Habermas (1981). Es geht hier um die Form der Kommunikation, in der die Kommunikation selbst zum Thema gemacht wird und einzelne Geltungsansprüche untersucht werden. Wer also als Mediziner nicht unbedingt der Krankheit der *manischen Progressivität* zum Opfer fallen will und meint, dass er von Soziologie und Philosophie nicht so viel versteht, verliert überhaupt nichts, wenn er statt Diskurs *Diskussion, Erörterung* oder *genaues Abwägen der Argumente* sagt.

durchführen

Die durchgeführten Untersuchungen ergaben keinen pathologischen Befund.
Kropfunnötig. Befunde können nun mal nur von Untersuchungen stammen, die durchgeführt wurden. Deshalb muss man »durchgeführt« weglassen.
Also: *Die Untersuchungen ergaben keinen pathologischen Befund.*
Oder kürzer: *Die Befunde waren normal.*

eigentlich

A: *Eigentlich* kann man eigentlich immer weglassen.
B: Wieso eigentlich? *Eigentlich* ist doch eigentlich gar nicht so schlecht.
A: Eigentlich hast du nicht ganz unrecht. Man sollte eigentlich nicht so apodiktisch urteilen.
B: Ja, denn eigentlich ist *eigentlich* wirklich nicht so schlecht. Nicht wahr?
A: Eigentlich hast du recht.
B: Was geht eigentlich verloren, wenn man das Füllwort *eigentlich* weglässt?
A: Eigentlich nichts.

Einblutung

Es kam zu einer Einblutung in die Gehirnzyste.
Was ist der Unterschied zwischen einbluten in und bluten in?
»Einbluten in« ist um eine Silbe länger als »bluten in« und ist pleonastisch. Die Silbe »ein« vor bluten ist völlig unnötig. Wenn man sie weglässt, ist nichts verloren.
Also: *Es kam zu einer Blutung in die Gehirnzyste.*

eindosieren
Der Patient wurde mit dem Präparat X eindosiert.
Schlimmer (weil völlig unnötiger) medizinischer Jargon.
Man kann niemanden dosieren oder gar »eindosieren«.
Entweder wird das *Präparat dosiert* oder *der Patient mit dem Präparat behandelt.*

einmal mehr
Der Patient stellte sich einmal mehr mit seinen Schmerzen vor.
Man sollte sich wirklich einmal überlegen, ob es → Sinn macht, aus dem Englischen ohne jedes Gefühl für unsere Sprache zu übersetzen. Ich will Ihnen ein Beispiel geben (to give an example):
Once more heißt *noch einmal* und nicht »einmal mehr«.
Man sollte solche Sprachfehler niemals mehr (never more) begehen und bescheiden zum guten, alten »nochmals« oder »zum wiederholten Mal« zurückkehren.

einschätzen
Die Minderung der Erwerbsfähigkeit einschätzen.
Gemeint ist schlicht *schätzen.*

einschleichen
Eine genauso müde Metapher wie → *ausschleichen.*

einsehbar
Aus Ultraschallbefunden: *Pankreas nicht einsehbar.*
Ein Garten ist z. B. nicht einsehbar, wenn er von hohen Bäumen umgeben ist. Wenn nun eine Person im Garten sitzt, kann man dann sagen, dass diese nicht »einsehbar« sei? Nein, es muss heißen:
nicht sichtbar, nicht erkennbar. Der Ultraschaller meint aber: *nicht darstellbar.*

einsteigen
Danach sind wir mit Kortison eingestiegen.
Man kann in ein Geschäft einsteigen
▬ als Partner,
▬ als Dieb, mit Kortison in der Tasche.
Hemdsärmeliger Stil, burschikos.
Richtig: *Wir haben danach mit Kortison begonnen.*

eloquent

Aus neurochirurgischen Arbeiten: *Bei der Operation müssen die eloquenten Strukturen geschont werden.*

Sehr *wortgewandt* sind diese Autoren nicht, sonst würden sie einen derartigen semantischen Salat nicht produzieren.

Gemeint sind Hirnregionen, in denen die Sprache generiert wird. Eloquent heißt beredt, wortgewandt, ausdrucksreich.

Die gemeinten Strukturen im Gehirn (Sprachzentrum) sind genau so wenig eloquent wie ein Radiosender, der einen Vortrag ausstrahlt.

Also: Es muss die *Sprachregion geschont werden.*

→ strategischer Infarkt.

engmaschig

Wir empfehlen engmaschige Kontrolle.

Gemeint ist: *häufige Kontrolle.*

Ein auf subtile Weise schiefes Bild. Die Zeit empfinden wir als linear, das Netz, welches die engen Maschen haben soll, aber flächig. Die engmaschige Kontrolle hat sich seit 1980 wie eine Epidemie ausgebreitet und ist so abgegriffen wie das → therapeutische Fenster. Das Netz, mit dem wir durch unsere Texte ziehen sollen, um Stilfehler herauszufischen, darf ruhig engmaschig sein.

Also ganz konservativ: *Wir empfehlen häufige Kontrollen.*

Epikrise

Statt *Beurteilung* findet man als Überschrift für die Beurteilung im Arztbrief oft die Überschrift »Epikrise«. Dies ist falsch. Die Epikrise ist das Endurteil, eine »zusammenfassende Überschau« von allem, was sich während des ärztlichen Wirkens abspielte.

Im Krankenblatt sind unzählige Daten, Befunde, Meinungen und Vorkommnisse festgehalten, von denen sich viele nachträglich als überflüssig erweisen.

Die Daten im Arztbrief jedoch (Vorgeschichte, Befunde) sind unter *epikritischen* Gesichtspunkten zusammengestellt, d. h., sie sind ausgewählt. Alle Irrungen und Wirrungen auf dem Weg zur Diagnose bleiben unerwähnt.

Die Beurteilung im Arztbrief ist zwar der Höhepunkt der Epikrise, die eigentliche *Krisis* (griech. kritiké – die Kunst der Beurteilung, des Urteils) aber dennoch *nur ein Teil* der Epikrise. Würde man nach einem stationären Aufenthalt keinen Arztbrief versenden, müsste man dennoch eine Epikrise für das Krankenblatt verfassen. Diese würde sich vom Arztbrief im Prinzip nicht unterscheiden. Wer die Beurteilung mit »Epikrise« überschreibt, verwechselt Epikrise mit Epilog, dem Redeschluss, der Conclusio.

Merke: *Der Arztbrief selbst ist die Epikrise.* Die *Beurteilung* im Arztbrief ist der *Höhepunkt der Epikrise,* gewissermaßen die Krisis.

E

Epileptiker

Gedankenlos gebrauchtes *Unwort.* Ein Patient wird abgestempelt – nicht ohne negativen Beiklang –, ähnlich wie mit den Begriffen »Paralytiker«, »Neurotiker« oder »Hysteriker«. Das Negative, nämlich die Krankheit, wird zum Charakteristikum der Person erhoben.

Die vielen Chemiker, Psychoanalytiker, Politiker und Diagnostiker mit einer Prostatahyperplasie möchten keinesfalls als »Prostatiker« vereint werden.

Also: *Patienten mit Epilepsie* oder *Epilepsiekranke. – Patienten mit Prostatahypertrophie.* → Unwort.

Erachten

Unseres Erachtens hat der Patient einen Herzinfarkt erlitten.

Gemeint ist: *Wir meinen, dass ...*

Dieses Erachten (und Meinen) soll wohl auf subtile Weise eine Rückzugsmöglichkeit offen halten. Wenn's nicht stimmen sollte, so war es ja schließlich nur eine Meinung. Man lässt also untergründig andere Meinungen zu. Die Erachter und Meiner sind demnach alle unsicher. Deshalb müssen wir Leser besonders auf der Hut sein! Wir wissen, da ist sich einer seiner Sache nicht sicher, gesteht es sich aber nicht ein. Aber wer kann schon immer sicher sein? Deshalb wird ein selbstbewusster, aber skeptischer Autor, wenn er schon eine Meinung äußert, diese Rückzugsmöglichkeit ganz offen darlegen. Schon im nächsten Satz wird er die möglichen Gegenargumente nennen.

Also z. B.: Wir nehmen an, dass der Patient einen Herzinfarkt erlitten hat, obwohl die EKG-Veränderungen nicht deutlich waren. Die klinischen Erscheinungen und die leichte Transaminasenerhöhung waren jedoch wegweisend. → würde sagen.

Die Amerikaner schreiben genauso gern und genauso unbestimmt: »We felt ...« (Landau 1998).

Erkrankung

Kann fast immer durch das kürzere *Krankheit* (Synonym) ersetzt werden. »Erkrankung« bezeichnet zusätzlich den Vorgang des Erkrankens, des Krankwerdens. Wer schon 20 Jahre unter Diabetes leidet, hat nicht eine Erkrankung, sondern eine Krankheit. *Facharzt für Kindererkrankungen* klingt ungewöhnlich, man nimmt es jedenfalls mit gemischten Sprachgefühlen auf.

Der Begriff Erkrankung ist also oft falsch. Mit *Krankheit* ist man immer auf der sicheren Seite.

Erwägung

Wir haben eine Enzephalitis in Erwägung gezogen.
Sicher nur eine sprachliche Parksünde.
Aber: Geschraubter Stil.
Es muss heißen: *... erwogen* oder *Wir haben an eine Enzephalitis gedacht.*

Evidenz

Durch Studien ergaben sich Evidenzen für die Wirksamkeit des Präparates X.
Diese Evidenzler wissen nicht, wie missverständlich sie sich ausdrücken. Meinen sie Hinweise?
Beweise? Daten?
Evidenz im Deutschen bedeutet etwas völlig anderes (→ evidenzbasierte Medizin).
Wieder gehen also medizinische Borderline-Stilisten einem der vielen falschen Freunde (false friends, S. 26) auf den Leim und verwässern so unsere Sprache. Ist dies nicht evident?

evidenzba-sierte Medizin

Dummfalsche Übersetzung von *evidence based medicine,* die gedankenlos von vielen nachgeplappert wird. Evidence (englisch) heißt Beweis.

Evidenz im Deutschen: Das, was so klar ist, dass es keines Beweises mehr bedarf, aber auch das, was gar nicht mehr bewiesen werden kann. Es ist das Augenscheinliche, das Offensichtliche, das unmittelbar Einleuchtende.

Die »evidenzbasierte« Medizin ist somit gar nicht denkbar. Es muss heißen: eine *auf Beweis* (oder *auf Daten) gegründete Medizin,* d. h. eine Medizin, die sich auf methodisch einwandfreie wissenschaftliche Arbeiten bezieht.

Wem das zu gewöhnlich oder zu altbacken ist, der muss eben vornehm, aber richtig von *evidence based medicine* sprechen.

F

Extremitäten

Juckreiz an den oberen Extremitäten.
Was hindert uns hier ganz ohne Getöse und kürzer nur von den *Armen* zu sprechen? Wohl nichts.
Aber klingt lange nicht so gelehrt.
Beachte: *obere Extremitäten* acht Silben – *Arme* zwei Silben.
Alle vier Extremitäten sind gelähmt.
Ein nicht ganz offensichtlicher *Pleonasmus.* Wenn es *alle* Extremitäten heißt, können es nur *vier* sein; wenn es vier Extremitäten heißt, dann müssen doch wohl zwangsläufig alle gemeint sein.
Somit fällt *vier* der sprachlichen Vernunft zum Opfer.

Facility Center

Facility (engl.) bedeutet *Einrichtung.*
Ich will gar nicht dagegen polemisieren und dies nur anführen, damit Sie keine Minderwertigkeitskomplexe wegen eventueller Unkenntnis bekommen, wenn Sie diese englische Wendung an der Tür des Hausmeisters der Klinik geschrieben sehen.
Und der Klinikpförtner wird der *Security Manager* sein.
→ Management.

fahren

Eine Computertomographie wird mancherorts nicht mehr gemacht oder durchgeführt, nein, sie wird »gefahren« wie ein Heißluftballon. Auch die Patientenzahl wird nicht erhöht, sie wird »hoch gefahren«. Ein klassisches Beispiel für die saloppe Angebersprache.

Unsere Fahrensleute verfahren ziemlich fahrlässig mit dem schönen, aber vieldeutigen Verb *fahren*. Sie würden sprachlich besser fahren, wenn sie »fahren« in dieser besonderen transitiven Form – ganz ohne Fahrwohl zu sagen – fahren lassen würden. Nein, sie sollten dieses »fahren« gleich mit den anderen unzähligen angeberischen Sprachmarotten zur Hölle fahren lassen.

Fakt ist

Fakt ist, dass ...
Gemeint ist: *Tatsache ist* (lat. Factum est). Dieser Begriff stammt aus der ehemaligen DDR. Er ist kürzer als *Faktum* und noch kürzer als *Tatsache*.
»Fakt« klingt etwas affektiert und ist gewöhnungsbedürftig. Dagegen polemisieren kann man schlecht. Niemand aber muss die Wendung gebrauchen.

fehlende

Es bestehen fehlende Patellarsehnenreflexe.
Unsere neurologischen Stilisten würden sicher auch behaupten, dass ein Bettler eine ganze Menge fehlendes Geld in der Tasche habe.
Also: PSR *fehlt* beidseits (oder *nicht auslösbar*).

flüchtiger Hirninfarkt

Durch etwas Nachdenken merkt man schnell: nicht der Infarkt war flüchtig, sondern nur die Symptomatik.
Im Kernspintomogramm kann man nämlich den Infarkt oft noch deutlich sehen.
Also genauer: *Hirninfarkt mit flüchtiger Symptomatik.*

fokale Herdzeichen

Beliebter Neurologenpleonasmus.
Fokal heißt herdförmig. Übersetzt würde dies also heißen: herdförmige Herdzeichen.
Also: entweder *fokale Zeichen* oder *Herdzeichen*.

Fragestellung

Es gibt keinen Satz, in dem der pleonastische Begriff Fragestellung nicht durch die einfache *Frage* ersetzt werden könnte. → Hilfestellung.

freundlicherweise

Die Anamnese dürfen wir freundlicherweise als bekannt voraussetzen.
Dieser millionenfach gebrauchte Satz gehört zu den gedankenlosesten Stereotypien im Arztbrief.

- Der rein *sprachliche Fehler* ist vergleichsweise harmlos. Sind wir Leser es, die »freundlicherweise« gestatten, dass etwas vorausgesetzt wird? Oder müssen wir dankbar sein, dass man uns freundlicherweise mit so etwas Unnötigem wie der Anamnese nicht belastet? Nein, die ganze *hohl tönende Phrase ist ein* unverschämter *Euphemismus,* mit dem solche Schreiber ihrer Bequemlichkeit ein pseudorationales Mäntelchen umhängen.
- Aber schlimmer! Dieser Satz zeigt, dass der Wert der Anamnese vollständig verkannt wird. Die Anamnese kann dem Empfänger des Briefes nie bekannt sein, denn
  - Der Empfänger müsste einige hundert Anamnesen völlig im Kopf haben, was wir auch dem gescheitesten Hausarzt nicht zutrauen.
  - Die Autoren müssen als Fachärzte die Anamnese unter anderen Gesichtspunkten erhoben haben als der Empfänger, meistens der Hausarzt. Und gerade auf diese Unterschiede kommt es an!
  - Der Arztbrief dient auch als → Epikrise für das Krankenblatt und geht zudem oft an viele andere Ärzte. Keinem von diesen Ärzten kann die Anamnese bekannt sein.
  - Eine Diagnose muss immer über die Anamnese begründet werden.

Merke: Dieser Satz gehört zu den *größten Ärgernissen* im Arztbrief und ist ein Zeichen für unkritisches Denken.

frische Infiltrationen	Aus dem Röntgenbefund: *Kein Nachweis von frischen Infiltrationen.*

Hoppla! Da müssen wohl ältere Infiltrationen vorliegen. Nein? Warum dann nicht gleich kurz, zackig und fünf Silben gespart: *Keine Infiltrationen?*

-fristig	*Der Patient hatte nur kurzfristig unter Kopfschmerzen zu leiden.*

Sicher nicht kurzfristig. Wer soll ihm denn die Frist gesetzt haben? Er hat nur *kurz* oder *kurze* Zeit gelitten. Frist ist eine *festgesetzte Dauer.* So kann jemand kurzfristig mit einem Antibiotikum behandelt werden, d. h., wir haben die kurze Dauer vorher festgelegt.

Falsch ist aber: *Nur kurzfristig behandelten wir mit dem Antibiotikum, weil sich ein allergisches Exanthem gebildet hatte.*

Diese Behandlung kann nur kurz dauernd gewesen sein, denn der Abbruch war unvorhergesehen. Eine Frist ist aber nicht nur eine festgesetzte Dauer, sondern besagt auch, dass in dieser Zeit *irgendetwas zu geschehen hat,* z. B. wenn wir sagen: *Wir behandeln drei Tage mit dem Mittel X. Wenn das Fieber nicht abflaut, nehmen wir das Präparat Y.* Hier haben wir dem Mittel X gewissermaßen eine Frist gesetzt.

Also: Kurzfristig muss immer durch kurz oder kurze Dauer ersetzt werden, wenn die Dauer vorher nicht festgesetzt war.

für	*Der Patient wurde für 14 Tage mit einem Antibiotikum behandelt.*

Auf dieses *für* sollte man für immer verzichten. Nur weil unsere amerikanischen Vorbilder »for« in diesem Zusammenhang benützen, müssen wir es noch lange nicht liebedienerisch im Deutschen nachplappern. In unserer Sprache haben wir sogar den Vorteil knapper im Ausdruck zu sein.

Also: *Der Patient wurde 14 Tage ...*

Gangbild

Der Patient zeigte ein hinkendes Gangbild.
Menschen und Tiere (wenn sie Beine haben) können hinken. Selbst Vergleiche hinken oft. Aber ein Bild? Das hinkende Bild ist vermutlich nur Ausdruck eines hinkenden Sprachempfindens. Aber auch das *hinkende Sprachempfinden* ist eine Katachrese. Die Katachrese wiederum ist kein hinkendes Bild, sondern ein *schiefes Bild,* bedingt durch den nicht korrekten Gebrauch eines Beiwortes.
Also zurück zur Bescheidenheit.
Könnte man wenigstens von einem *hinkenden Gang* sprechen? Nein! Es hinkt der Mensch und nicht der Gang.
Wie gut, dass uns die Sprache zwingt, genauer zu beschreiben. Wer kann sich unter »hinken« schon etwas vorstellen? Handelt es sich um Schonhinken? Duchenne-Hinken? Lähmungshinken? Steppergang?
Also: Statt »Gangbild« *Gang* verwenden, und man ist immer auf der sicheren Seite.

ganzheitlich

So viel Nebel wie dieser Begriff verbläst, bringt selbst der düsterste Novembertag nicht auf.
»Ganzheitlich« wird oft gebraucht, um die Hochschulmedizin – der angeblich eine »ganzheitliche Betrachtungsweise« abgeht – zu diskreditieren. Viele alternative Privatkliniken und Sanatorien locken mit dieser »Ganzheit« und versprechen eine »umfassende« oder »integrierende« Behandlung. Man nimmt für sich ganz allein in Anspruch, das Psychische und Geistige in die Behandlung einbeziehen zu können.
Wie sie dies schaffen, die Homöopathen, Ohrakupunkteure, Fußsohlenreflexmasseure und Bachblütenessenzverschreiber, bleibt deren Geheimnis – im Nebel ganzheitlicher Halbwahrheiten. Und neben Geist und Seele schließt das Ganzheitliche selbstverständlich auch den Geldbeutel mit ein.

gegenüber

Die Kraft im Arm ist rechts gegenüber links abgeschwächt.
Umständlich, pleonastisch. Wir haben neben der rechten

nur noch die linke Seite. Also ist »gegenüber links« unnötig.

Somit muss es heißen: *Die Kraft im rechten Arm ist vermindert.*

gelangen

Zur Darstellung gelangen.
Eine Verbalhypertrophie für *darstellen.*

-gen

Diabetogen, psychogen, z. B. *Lähmung psychogener (diabetogener) Genese.*
Unzulässige Verdoppelung. Psychogen heißt schon psychische Ursache.
Also nur: *psychogene Lähmung* oder *diabetogene Lähmung.*

Geschehen

Geschehen eignet sich wunderbar zur Bildung der skurrilsten Pleonasmen in der Medizin, wie:
hämolytisches Geschehen, epileptisches Geschehen, Unfallgeschehen.
Ganz besonders dynamisch ist das »Prozessgeschehen«.
Man kann mit dem Geschehen auch bequem verdunkeln, z. B. »Bandscheibengeschehen«, »Anfallsgeschehen« oder »psychosomatisches Geschehen«.
Fast alle Geschehensbegriffe sind nichts anderes als Ausdruck eines Krankheitsgeschehens, bedingt durch eine Infektion des Stilgefühls mit dem Bazillus der Geschehenskrankheit.

Gesundheits-berufe

Bürger fragen, Gesundheitsberufe antworten.
So lautete das Motto einer internationalen Veranstaltung.
Ganz offensichtlich können die Gesundheitsberufe mancherorts sprechen.
Auch in manchen Buchtiteln werden z. B. die »Pflegeberufe« ganz schön personalisiert (z. B. »Chirurgie für Pflegeberufe«).
Sind es die Pfleger und Schwestern oder die Berufe, welche die Kenntnisse in der Chirurgie brauchen? Es muss schon heißen: *Chirurgie und Krankenpflege* (o. ä.).

Gesundheits-kasse	Ein nicht verständlicher Euphemismus für unsere gute, alte *Krankenkasse*. Aber man zahlt ja die Beiträge schließlich, solange man gesund ist, vermutlich deshalb Gesundheitskasse. Ist man dann allerdings krank, dann soll alles AOK gehen – **a**lles **o**hne **K**osten und möglichst schnell. Aber je sicker desto quicker ist nicht der Wahlspruch der Gesundheitskasse.

Und wann endlich wird eine der *Sterbekassen* zur *Lebekasse?*

Gesundheits-reform

Warum bloß sollen wir die Gesundheit reformieren? Gesetzt den Fall, wir haben die Gesundheit, so soll um Himmels Willen niemand etwas daran reformieren.

Ach so – gemeint ist die Reform des Gesundheitswesens. Gibt es denn dafür keinen anderen Ausdruck als einen falschen? Oder einen so euphemistischen wie Gesundheitsstrukturreform? Es geht nämlich um Einsparungen beim »Krankenbehandlungswesen«. Aber mit einer derartigen Bezeichnung könnte man den Leuten nicht so trefflich Sand in die Augen streuen. Bei der Krankenbehandlung sollte man schließlich nicht so viel reformieren. Noch niemand hat bemängelt, dass die Kranken zu wenig behandelt würden, und gefordert, man müsse mehr tun. Bei der Reform der Krankenbehandlung könnte also nur weniger herauskommen, nämlich *Rationierung* und damit könnten wir doch Wähler nur verscheuchen.

→ Prioritäten setzen, → Überalterung, → Kostenexplosion.

Goldstandard

Das L-Dopa ist der Goldstandard in der Parkinson-Therapie.

Jedes Medikament, das bisher oder auch in nächster Zukunft das beste in seiner Art ist, wird mit einer unglaublichen Stereotypie als Goldstandard bezeichnet. Aber eine noch so schöne Metapher, gebetsmühlenhaft wiederholt, nützt sich im Lauf der Jahre ab und wirkt geistlos, besonders wenn sie nicht stimmt. Keine Nation – selbst die

Schweiz nicht – hat ihre Währung noch ans Gold gebunden.
Vorschlag: Den Goldstandard mal auf die Goldwaage legen.

grob
neurologisch

Der Patient zeigt grob neurologisch keine Besonderheiten.
Der feinsinnige Neurologe spürt beim Lesen ein krampfartiges Gefühl in der Herzgegend. Nicht dass er glaubte, der Untersucher habe einen Vorschlaghammer benützt. Nein, aber er weiß, dass er diese Wendung durchaus mit *schlampig, oberflächlich,* ja *fahrlässig* übersetzen darf.

Grundprinzip

Das therapeutische Grundprinzip ist folgendes ...
Ein Pleonasmus, der weit verbreitet ist. Prinzip = Grundsatz. Also wäre das Grundprinzip ein Grundgrundsatz.
Es muss heißen: *das therapeutische Prinzip ...*

handelt es sich

Bei Herrn Müller handelt es sich um einen Herzinfarkt.
Sicher nicht! Vermutlich handelt es sich bei Herrn Müller um einen sehr humorvollen und großzügigen Mann, der diesen Stilfehler durchaus verzeihen kann. Was für ein Glück aber, dass Herr Müller keinen Analprolaps hatte!
Richtig: *Herr Müller hat einen Herzinfarkt erlitten.*

handlen
(sprich:
händeln)

Diese Medikamente sind leicht zu handlen.
Gemeint ist: handhaben.
Völlig unzulässige Übernahme des englischen Wortes »to handle« in die deutsche Sprache. Unzulässig deshalb, weil es dem Deutschen nichts Neues hinzufügt und genau das Gleiche aussagt wie *handhaben, gebrauchen, damit umgehen.*
Gehört zur saloppen Angebersprache.

häusliche
Umgebung

Wir haben den Patienten in seine häusliche Umgebung entlassen.
Wer wird denn schon bescheiden, ohne viel Worte, einen Patienten geradewegs *nach Hause* entlassen?

Viel zu simpel wäre es gewesen, den Patienten einfach zu *entlassen*.

Hemianopsie

Hemianopsie rechts.
Es muss heißen: Hemianopsie *nach* rechts.

Herdbefund

Den Herdbefund erheben mit großer Regelmäßigkeit die Neurologen im EEG. Da heißt es dann: *kein Herdbefund*. Aber dies ist ein Pleonasmus. Ein EEG-Herd ist immer ein Befund. Niemand würde von einem Mitralöffnungstonbefund sprechen.
Also: *kein Herd*.

Highlight

Das Highlight des Kongresses war der Vortrag von Herrn Prof. M...
Wir wollen dies keineswegs in Frage stellen, aber dennoch fragen, ob der Autor nicht ein sprachliches Lowlight, Dimlight oder so to speak sogar ein Armlight (chandelier) ist.

Hilfestellung

Mit Gottes Hilfestellung können wohl nicht alle Stilisten rechnen.
Hilfe genügt immer. Die Hilfestellung im ursprünglichen Sinn ist die Unterstützung durch den Turnlehrer bei der Übung am Gerät, wobei dieser eine *bestimmte Stellung* einnehmen muss. → Fragestellung.

hinterfragen

Bei genauerem Hinterfragen gab der Patient an ... oder!
Dies muss noch hinterfragt werden.
Wer wird denn noch *nachfragen, genau fragen* oder geradewegs nur *fragen?* Nein, wir lassen uns nichts vormachen und stellen die Frage so, dass sie an den → Knackpunkt rührt. Wir finden das Heimliche, das Versteckte mit unserem Hinterfragen heraus. Wir legen offen, was hinter den Dingen steckt. Wir sind gewissermaßen *metaphysische Hinterfrager*.

hirnorgani-
sches Psycho-
syndrom

Ein Psychosyndrom kann immer nur vom Gehirn ausgehen. Somit handelt es sich um einen Pleonasmus. Ein »herzorganisches Psychosyndrom« wäre auch dann Unsinn, wenn das organische Psychosyndrom eine kardiale Ursache hätte.

Also: *organisches Psychosyndrom.*

hoch dosiert

Hoch dosierte Kortisonbehandlung.
Der sechsstöckige Hausbesitzer lehnt sich mal wieder aus dem Fenster. Eine Behandlung kann nicht hoch dosiert sein. Es hilft nichts, es muss heißen: *Behandlung mit hohen Dosen Kortison.*

Hörsturz

Der Patient erlitt zweimal einen akuten Hörsturz links.
Ein Hörsturz ist immer eine schlimme Sache. Noch schlimmer ist der »akute« Hörsturz, denn hier stürzt das Gehör pleonastisch. Oder gibt es vielleicht einen langsamen Sturz? (Wir wollen die Verhältnisse auf dem Mond einmal unberücksichtigt lassen.)
Wer aber partout auf das »akut« nicht verzichten will, spreche von der *akuten Ertaubung.*

humanitäre
Katastrophe

Die humanitäre Katastrophe ist ein Widerspruch in sich (Paralogie). Humanitär heißt: *das Menschliche fördernd, menschenfreundlich wirken.* Es ist also genau das Gegenteil dessen, was man einer Katastrophe zuschreiben kann. Wir können bei einer Katastrophe nur humanitäre Hilfe leisten. Aber auch hier muss man sich fragen: Ist nicht jede Hilfe bei einer Katastrophe humanitär?
Also: »Humanitär« muss in diesem Zusammenhang immer weggelassen werden.

-ieren

Häufig gebrauchtes *Suffix,* das bequem als Joker benützt wird, um flugs aber falsch sprachliche Mängel zu übertünchen oder Imponiergehabe zu produzieren.
→ digitalisieren, → markumarisieren, → synkopieren, → monitorisieren, → oralisieren, → thematisieren, →psychiatrisieren.

imponieren   *Im Röntgenbild imponierte eine winzige Frakturlinie.*
Völlig unsinniger Gebrauch des Wortes imponieren. Der
Sprachbewusste ist durch das ständige Imponiergehabe
indigniert. Imponieren heißt: Jemandem Achtung einflö-
ßen, jemanden beeindrucken.
Also: *... fand sich ein ...*

in   ▬ *Der Patient wurde in 1998 zweimal operiert.*
Ziemlich dümmlicher und angeberischer Anglizismus,
schon deshalb, weil die deutsche Sprache (eine Selten-
heit!) hier kürzer ist.
Richtig: *Der Patient wurde 1998 zweimal operiert.*
Dennoch meinen manche Anglophilister, sie müssten
dieser Marotte anhängen. Aber auch wenn es in ist –
dieses »in« ist indiskutabel. → für.
▬ *In der neurologischen Untersuchung Schwanken im
Rombergschen-Stehversuch.*
Wenn es heißt: *Schwanken beim Rombergschen Stehver-
such*, genügt das völlig. Dass dies bei der neurologischen
Untersuchung festgestellt wurde, ist redundant. Bei was
denn sonst? → unauffällig.

Inkompetenz   *Chronotrope Inkompetenz.*
Kardiologischer Ausdruck, der bedeuten soll, dass das
Herz eine *chronotrope Schwäche* aufweist, d. h., dass die
Frequenz, bezogen auf die physiologische Anforderung
(körperliche Belastung), sich nicht adäquat anpasst (Vor-
kommen: Herzschrittmacher, koronare Herzkrankheit,
transplantiertes Herz, in 5% ohne erkennbare Ursache).
Wir ahnen es: wieder eine falsche Übersetzung aus dem
Englischen. Die entsprechende Originalarbeit heißt »Chro-
notropic incompetence« (Ellestad 1996).
Incompetence (engl.): Unfähigkeit, Untauglichkeit.
Inkompetenz (dtsch.): nicht zuständig sein, Nichtbefugnis,
Unfähigkeit zu urteilen.
Wenn bei einem Auto im Motor der Keilriemen gerissen
ist, wird niemand sagen, das Auto sei inkompetent, son-

dern man wird es als fahruntauglich bezeichnen. So muss man es mit dem Herzen auch halten. Wenn das normale Herz nicht »kompetent« sein kann, dann kann das kranke auch nicht inkompetent sein.

Deshalb müssen wir unseren kardiologischen Übersetzern von »incompetence« sprachliche Inkompetenz vorhalten, denn sie haben zwar mit Herz, aber ohne Verstand gearbeitet. Das Gleiche gilt auch für nachplappernde Epigonen.

Merke: Wir müssen öfter eine beträchtliche *Inkompetenzkompensationskompetenz* aufbringen.

insbesondere

Besser: *besonders* (zwei Silben gespart).

irgendwie

Irgendwie steht immer dann, wenn der Autor nicht in der Lage, meist aber nicht willens ist, etwas genau zu beschreiben. Es fällt auch wirklich schwer, *irgendwie* durch *wie* zu ersetzen.

Dieses *irgendwie* ist aber nichts anderes als ein häufig zu vermeidendes semantisches Achselzucken oder ein reines Füllwort.

Ich glaube, dass das *irgendwie* irgendwie verschwinden sollte.

Damit habe ich wohl irgendwie recht. → eigentlich, → praktisch.

kaukasisch

Diese Krankheit kommt fast nur bei kaukasischen Patienten vor.

Der Begriff lässt jeden darüber rätseln, ob Menschen gemeint sein könnten, die aus dem Kaukasus stammen. Es ist aber wieder nur eine naiv-dumm-wörtliche Eindeutschung eines amerikanischen Begriffs.

Caucasian bedeutet: *Der weißen Rasse zugehörig* (s. false friends S. 26).

-keit

z. B. *Befindlichkeit*, zum erstenmal von Heiddegger aufgebracht. Befindlichkeit und Bereichlichkeit sind wie viele -keit-Wörter gestelzte Wichtigtu-Vokabeln. → Wertigkeit.

Statt Befindlichkeit: *Befinden*, statt Räumlichkeit: *Raum* oder *Räume*.

Klinik

Der Patient hat keine Klinik.
Na ja, das ist doch nicht so schlimm! Wer von uns ist denn schon der stolze Besitzer einer Klinik?
Gemeint ist: *Es bestanden keine Symptome.*
Medizinerjargon, der zum Ärgernis wird, wenn er wie so oft in Arztbriefen, ja sogar in wissenschaftlichen Arbeiten auftaucht.

klinisch

Klinisch-neurologisch fand sich eine *Reflexsteigerung.*
Pleonastisches Getöse. Es ist sonnenklar, dass ein neurologischer Befund immer »klinisch« ist.
Merkwürdigerweise würde niemand schreiben klinisch-internistisch oder klinisch-chirurgisch.

Knackpunkt

Aus Arztbriefen: *Der Knackpunkt bei dem Patienten war ...*
Gemeint ist: Das Problem, der *entscheidende,* der kritische Punkt.
Ich finde den Knackpunkt zu salopp und Arztbriefen und wissenschaftlichen Arbeiten nicht angemessen. Es gibt zusätzlich Hauptknackpunkte, folglich muss es auch Nebenknackpunkte geben. Finden Sie dies nicht auch ein bisschen beknackt?

Kopfschmerz-symptomatik

Der Begriff bringt keine Erweiterung gegenüber dem einfachen *Kopfschmerz.* Man meide den aufdonnernden Stilschwulst, der nie zur Gedankenklarheit beiträgt. → Symptomatologie, → Beschwerdesymptomatik.

Kopfschmerz-syndrom

→ Demenzsyndrom

Kosten-explosion

Langsam lächerlich wirkende apokalyptische Metapher für *Geldmangel im Gesundheitswesen.*
Selbst die kleinste Schwesternschülerin weiß, dass da gar nichts explodiert, sondern dass die Kosten nicht mehr begli-

chen werden können, weil die *Einnahmen der Krankenkassen* sinken (Zunahme von Arbeitslosen und Rentenempfängern), die *Ausgaben* steigen (demographische Entwicklung).

Um zu verbergen, dass Schmalhans Zahlmeister ist, wird der Gast als Vielfraß bezeichnet. → Überalterung, → Gesundheitsreform, → Prioritäten setzen.

Kunde

Mancherorts mutieren neuerdings *Patienten* zu Kunden.

Ein Kunde ist jemand, der eine Ware kauft oder eine Dienstleistung in Anspruch nimmt. Er steht Schlange, wühlt beim Schlussverkauf in den Waren, ordert Hunderte von Waggons mit Steinkohle oder lässt sich nur beim Friseur die Haare schneiden. Er weiß, dass sein persönliches Schicksal dem Verkäufer völlig gleichgültig ist, dass dieser nur Geld verdienen will – sei er auch noch so freundlich, kulant und zuvorkommend. Der kluge Kunde jedenfalls achtet sorgsam darauf, dass er nicht übervorteilt wird.

Unser »Kunde« in der Sprechstunde aber, dem wir eröffnen müssen, dass er eine schwere Krankheit hat, eine Krankheit, die sein Leben völlig verändern oder gar beenden wird; unser Kunde, der schmerzgeplagt, depressiv, verzweifelt, hoffnungsfroh, verleugnend, geduldig, resignierend, sich auflehnend, aggressiv, verbissen, uneinsichtig oder stoisch vor uns sitzt – denkt ganz anders. Er erhofft sich von seinem Arzt Zuwendung, Verständnis, Schutz, Betreuung, ja Freundschaft. Warum? Weil er krank ist, leidet. Weil er eben kein Kunde ist. Er ist Patient und hofft mit jeder Faser seines Herzens, dass er nicht als Kunde betrachtet wird.

kurzzeitig

Er hatte nur eine kurzzeitige Erinnerungslücke.

Kurzzeitig im Zusammenhang mit Erinnerungslücke ist ein Pleonasmus. Eine »kurzstreckige« Erinnerungslücke gibt es nicht. Auch sprechen wir nicht von einem »kurzzeitigen« Urlaub.

Wenn man das -zeitig weglässt, dann wird der Satz kürzer – und damit besser.

Also: *Er hatte nur eine kurze Erinnerungslücke.*

Labor	Aus Arztbriefen: *Das übrige Labor ist unauffällig.* Jargon. Gemeint ist: Die übrigen *Laborwerte ...* → Routinelabor.
laborchemisch	*Laborchemisch keine Besonderheiten.* Gibt es chemische Besonderheiten, die nicht im Labor festgestellt werden? Gemeint ist: *Laborwerte unauffällig.*
Langfinger	Gemeint ist keinesfalls ein Dieb, sondern die Finger II bis V, die man so zusammengefasst vom Daumen unterscheidet. Dummerweise ist der Kleinfinger nicht gerade lang, jedenfalls kaum länger als der Daumen. Auch wenn die »Langfinger« gerade sind, der Begriff ist schief. Also: *Finger II–V.*
laufen	*Nach der Operation konnte der Patient wieder etwas laufen.* Wir freuen uns mit ihm, wissen aber, dass er nur wieder etwas gehen konnte. Merke: Die Nase kann manchmal laufen, aber nie gehen.
lernen	*Mit dieser neuen Methode lernten wir viel über die Funktion des Enzyms Urokinase.* Dieser Satz stammt nicht etwa aus dem begeisterten Bericht eines Studenten nach dem Biochemiepraktikum, sondern aus einem brandneu erschienenen Zeitschriftenartikel arrivierter Forscher. Diese haben natürlich nichts gelernt, sondern sie haben etwas *erforscht, in Erfahrung gebracht, entdeckt,* oder sie haben *neue Erkenntnisse gewonnen.* Denn »to learn« bedeutet im Englischen nicht nur lernen wie bei uns im Deutschen. Also haben unsere anglophonen Forscher leider doch nicht ganz richtig Englisch gelernt. Sie sind einem »false friend« (S. 26) aufgesessen. (to learn more = erfahren Sie mehr) Im Deutschen lernt man nichts, was bisher unbekannt war oder was nicht andere auch schon konnten. Für das, was darüber hinausgeht, haben wir andere Begriffe.

L

Liquor-
punktion

Der Liquor wird landauf, landab mit heißem Bemühen punktiert. Aber dies wird auch weiter die Arbeit semantischer Sisyphusse bleiben. Unsere Sprache kann den Erfolg einfach nicht zulassen.

Dazu bedarf es nämlich der *Lumbalpunktion*.

Wer würde schon von einer »Blutpunktion« sprechen, wenn er eine Vene, wer von einer »Urinpunktion«, wenn er die Harnblase punktiert hat?

Man sieht, auch die sonst so scharfsichtigen Neurologen haben semantische Skotome.

Lot

Bei den Orthopäden steht die normale Wirbelsäule »im Lot«. Gemeint ist, dass sie senkrecht steht.

Wer will aber den Orthopäden diese liebenswürdig schrullige Reminiszenz an die Maurer- und Zimmermannssprache verargen? → zur ebenen Erde.

Lumbago

Der Patient leidet unter einer chronischen Lumbago.

Hier handelt es sich im Gegensatz zum Pleonasmus um ein *Oxymoron*, d. h. einen Begriff, der mit einem gegensätzlichen Adjektiv versehen ist, also ein Paradoxon, eine *Contradictio in adiectu* (z. B. »weißer Rappe« oder, als ironische Stilfigur, »alter Knabe«).

Die Lumbago ist nicht die Lumbalgie, was nur Kreuzschmerzen bedeutet, sondern der *akut auftretende Kreuzschmerz*, der Hexenschuss. Die Lumbago kann durchaus zur chronischen Lumbalgie werden, aber selbst genau so wenig chronisch sein wie ein Rappe weiß.

Also: Der Patient leidet unter einer *chronischen Lumbalgie*.

Management

Allgegenwärtiger, inflationärer Globalanglizismus.

Gemeint ist: *Führung, Leitung, Verwaltung.*

Alle wollen Manager sein. So steht auch in vielen Kliniken an der Tür des Verwaltungsleiters in großen Lettern *Klinik-Management*. Aber nachdem an der Tür der Putzfrau nun *Cleaning-Management* steht und bald auch vor der Tür der

M

74

Klofrau *Toiletten-Management* stehen wird, werden die Klinikmanager wohl bald wieder zu *Verwaltungsdirektoren* zurückmutieren.

Management, diagnostisches

Titel einer Arbeit: *Das diagnostische Management der Multiplen Sklerose.*
Solche Manager sind entweder großmäulige Sprecher oder kleingeistige Schreiber. Sie meinen die Diagnostik bei der MS oder wie man die Diagnose am zweckmäßigsten stellt. Das Titelmanagement scheint nicht jedermanns Sache zu sein. → Management, → Strategie.

Management, therapeutisches

Titel einer Arbeit: *Therapeutisches Management des Herzinfarkts.*
Wir sind gespannt, welche großartigen Dinge nun folgen werden. Es muss etwas sein, das über die schlichte Therapie weit hinausgeht. Aber wie wir es wenden und wie wir es drehen, es hätte genau so gut heißen können: Die *Behandlung* des Herzinfarkts.
Also wieder einmal nur donnerndes Wortgetöse.
Das *Management* soll wohl dem ärztlichen Tun die Weihe des Modernen, den Flair des Weltoffenen verleihen. Diese Therapiemanager haben ihre Sache vielleicht ganz gut im Griff, keinesfalls jedoch das Management der deutschen Sprache.
→ Management, diagnostisches; → Strategie.

M

Marketing

Ausrichtung eines Betriebs nach der *Marktforschung, Marktanalyse.* Auch die Krankenhäuser müssen sich jetzt um das Marketing kümmern. Wem das Marketing aber etwas angejahrt, ja sogar schon spießbürgerlich erscheint, kann sich mit der Gloriole des brandmodernen *Merchandising* umfloren.

markumarisieren

Wir markumarisierten den Patienten.
Sollten wir ihm nicht lieber Marcumar verordnen, Marcumar geben, eine Marcumarprophylaxe einleiten oder ein-

fach nur antikoagulieren? Andere Patienten könnten nämlich beleidigt sein, weil wir sie nicht insulinisieren, kortiso-
lisieren, antibiotisieren oder antineuralgisieren. → synkopieren, → oralisieren, → digitalisieren.

Vermutlich zahlt die Herstellerfirma von Marcumar hohe
Mitgliedsbeiträge beim »Verein für medizinische Sprach-
werbung«. So viel Werbung jedenfalls, wie der Begriff markumarisieren verbreitet, könnte niemals auf andere Weise
erreicht werden. Nicht auszudenken wäre es, wenn wir ab
sofort alle nur noch phenprokoumonisieren würden, weil
Phenprocoumon die chemische Bezeichnung von Marcumar ist.

-mäßig

*Befundmäßig fand sich nichts Krankhaftes, auch labormäßig
war alles in Ordnung.*

Grammatikmäßig ist dieser Satz *mäßig,* stilmäßig ist er
aber, derb gesagt, *saumäßig.*

Richtig: *Befund und Laborwerte waren in Ordnung.*

Es ist eine Unart, aus jedem nur denkbaren Substantiv
durch das Suffix *-mäßig* ein Adverb zu machen. → nebenbefundlich, → -keit.

matchen

30 Patienten wurden gematched (sprich: gemätscht).

To match: gleichwertige Paare bilden.

Gemeint ist: eine Methode der klinisch-statistischen Untersuchung.

Diese Matcher haben in ihrem Sprachzentrum sicher ein
Mismatch.

M

**matrimonieller
Konflikt**

Seigneural exprimiert.

Matrimonium (lat) = Ehe. Haben alle Leser das große Latinum? Nein. Haben wenigstens alle das kleine Latinum?
Nein. Warum um Himmels willen schreiben die Psychiater
dann nicht einfach *Ehekonflikt?*

Na ja, es sind halt Psychiater.

Medikation

a) *Wir verordneten folgende Medikation: ...*
b) *Wir setzten die Medikation herab.*
Gemeint ist:
a) *Medikamente,*
b) *Dosis.*
Diese sprachschludrigen Medikamenteure wissen nicht, dass die Medikation nur die Verordnung oder das Verabreichen eines Medikaments mit genauer Festsetzung der Dosis ist.

Medis

Abkürzung von *Medikamente.*
Dummjargon. Nur Idis benützen Medis im Arztbrief.
→ Uni.

Message

Aus Vorträgen, wissenschaftlichen Arbeiten:
Folgende Message wollte ich rüberbringen.
Wir sind etwas indigniert. Nicht nur wegen des »rüberbringen«. Unser *messenger boy* bringt uns ja gar keine Botschaft, er teilt uns nur seine *Meinung* mit. Eine Botschaft wird nämlich von irgendjemandem gesandt. Aber der Sender ist weit und breit nicht zu erkennen. Der Bote ist nämlich Absender und Überbringer zugleich.
Solche wunderlichen Zentauren aus Sender und Boten sind hochgradig der Angeberei verdächtig und verdienten das Schicksal des Urias.

mild

Es besteht eine milde Demenz.
Gemeint ist: *leichte* Demenz. Wieder eine wenig überlegte wörtliche Übernahme aus dem Englischen (false friends S. 26). Dort heißt es richtig: *mild dementia* (leichte Demenz).
Im Deutschen bedeutet mild: *sanft, weich, nachsichtig.*
Auch nicht stark gewürzte Speisen können mild sein, ebenso das Wetter. Die Milde hat den Charakter des *Angenehmen.* Aber diesen werden wir doch auch einer leichten Demenz nicht zuschreiben wollen. Jemand mit einer leichten Demenz kommt immerhin mit den Anforderungen des täglichen Lebens nicht mehr zurecht.

Mittel der Wahl	Eine Sprachmarotte. Gemeint ist *Mittel der ersten Wahl*. Warum die Mediziner, die doch so zum Wortgetöse neigen, sich dieses »erste« sparen, bleibt rätselhaft.

monitoren, monitorisieren

Der Patient wurde gemonitort (monitorisiert).
Völlig geschmacklos. Sprachverhunzung!
Gemeint ist: *mit Monitor überwacht.* → synkopieren, → -ieren.

motorische Ersatzoperation

Dieses Wortgebilde ist gleich doppelt falsch.

— Was ist eine *motorische* Operation? Was ist ein motorischer Ersatz?

— *Ersatzoperation.* Darunter müsste man eine Operation verstehen, die man statt einer anderen, die vielleicht nicht möglich ist, durchführt.

Des Rätsels Lösung: Gemeint ist eine Operation, mit der eine verlorene motorische Funktion durch eine Sehnen-/ Muskelverpflanzung wieder hergestellt wird (funktionsverbessernde Operation). Der Begriff ist völlig untragbar. Der Sprachverstand der Chirurgen ist leider nicht immer so scharf wie ihr Skalpell.

nach

Gehirnerschütterung nach Sturz.
Wie geht das? Muss es nicht heißen *durch* Sturz?
Auf alle Fälle ist *durch* richtig. Aber ist deshalb *nach* falsch?
Auf alle Fälle klingt es falsch.
Aber unser gewitzter Autor verteidigt sich schlupflochpfiffig folgendermaßen: Hat schon jemand festgelegt, wann ein Sturz zu Ende ist? Mit dem Beginn des Aufschlags oder den Millisekunden danach, wenn die negative Beschleunigung ganz aufgehoben ist? Erst ab diesem Moment kann ja die Gehirnerschütterung ausgeprägt sein. Also ist zwar »durch den Sturz« richtig, aber »nach dem Sturz« nicht falsch. Diese Argumentation ist vielleicht hieb-, aber keinesfalls stichfest. Ich will mich deshalb auf eine derart sophistische Argumentation nicht einlassen und behaupte apodiktisch: Die Gehirnerschüt-

N

terung ist, genau wie z. B. eine Oberschenkelfraktur, nur *durch* den Sturz bedingt.

Nachkontrolle

Gern bestellen wir einen Patienten, z. B. nach einem stationären Aufenthalt, zu einer Nachkontrolle ein.

Nur, auch wenn er pünktlich kommt, sprachlich stimmt es nicht. Eine Kontrolle ist immer danach. Erst eine weitere (zweite) Kontrolle wäre eine Kontrolle nach der ersten Kontrolle, eine Nachkontrolle. Wenn die Kontrolleure in Zukunft nur noch *Kontrolle* oder *weitere Kontrolle* sagen würden, dann machten sie keinen Fehler.

**nachvoll-
ziehen**

Das Herzgeräusch war nicht mehr nachvollziehbar.

Falscher Gebrauch dieses Begriffs für *feststellen, bestätigen, erkennen.*

Nachvollziehen bedeutet: Etwas was geschehen ist verstehen, gewissermaßen so, als ob man selbst beteiligt gewesen wäre. Man kann auch *aufeinander folgende* Gedankenschritte nachvollziehen. Die meisten Nachvollzieher haben aber weder nachvollzogen noch nachgedacht. Sie haben zwar etwas festgestellt, bestätigt oder oft nur verstanden – aber mit dem Sprachverstand hapert's halt oft ein wenig.

Also: *Das Herzgeräusch wurde nicht mehr gehört, nicht mehr festgestellt.*

**Narben-
verhältnisse**

Reizlose Narbenverhältnisse.

Reizlose Narben gibt es wohl, reizlose Narbenverhältnisse sind unmöglich. Dass es reizvolle Nebenverhältnisse geben kann, wollen wir jedoch keineswegs in Abrede stellen.

**neben-
befundlich**

Nebenbefundlich fand sich ein Myom.

Unzulässige Wortneuschöpfung (Adverbialisierung eines Substantivs).

Das Licht der sprachlichen Vernunft flackert hier, wie kurz vor dem Ausgehen, gewissermaßen sprachdummlich.

Es muss heißen: *Als Nebenbefund fand sich ein Myom.*

→ -mäßig, → -keit.

Netzwerk

Wörtliche Übersetzung von *network,* was auf Deutsch ganz bescheiden Netz oder Rundfunkverbundsystem (CBS, MBC) heißt. Für Netzwerk kann immer »Netz« gesagt werden (neuronales Netz, Schienennetz usw.).

Wenn also die schöne Fischerin vom Bodensee mit ihrem feingewirkten Haarnetzwerk das Fischernetzwerk auswirft, dann verheddert sie sich im Netzwerk der Paragraphen, wenn sie keine Fischereigenehmigung hat.

Die Spinne aber – was für ein Glück – spinnt unverdrossen immer noch ihr *Netz.* Und wie merkwürdig, unser Internet, obwohl unübersehbar verflochten, ist kein Netzwerk, sondern ein schlichtes Netz.

neu

Neu diagnostizierte Epilepsie.

Die Grenze des stilistischen Strafraums ist hier eindeutig überschritten. Gemeint ist: *erstmals* diagnostizierte Epilepsie. Aber auch dies ist dümmlich falsch. Die Autoren meinen nämlich mit Sicherheit einen erstmals aufgetretenen *epileptischen Anfall.*

Ob sich hier eine Epilepsie (ständig rezidivierende Anfälle) entwickelt, muss abgewartet werden.

Beachte: »Kritik an der Sprache ist immer auch eine Kritik an der Sache« (Karl Kraus).

Neurokranium

Neurokranium unauffällig.

So lauten viele kernspintomographische Befunde des Schädels. Neurokranium heißt *Gehirnschädel.*

Auf den Bildern aber sieht man – wie überraschend – auch den Gesichtsschädel (Splanchnokranium) und den kraniozervikalen Übergang. Wir wollen nicht pingelig sein, aber auch die Orbita, die man durchaus zum Gesichtsschädel rechnen kann, ist immer dargestellt.

Wir wollen es aber mit der Magnetzunft nicht verderben und nur vorschlagen zu schreiben:

Knöcherner Schädel unauffällig.

Neurologie

Der Patient hat keine Neurologie.
Ausdruck medizinischer Jargoninkontinenz.
Gemeint ist: Bei dem Patienten bestehen keine *neurologischen Störungen* oder keine *pathologischen neurologischen Befunde.*
Niemand würde sagen: Der Patient hat keine *innere Medizin* oder der Patient hat keine *Kinderheilkunde.* → Klinik.

Neurose

Ein Begriff, den Ärzte und Laien gleichermaßen gern im Munde führen. Aber weil die wenigsten genau wissen, worum es sich handelt, kann man bequem und ungehindert dem einen oder anderen eine Neurose ins Knopfloch stecken.
Und alle staunen über unsere Neurosenkenntnisse.

o.B.

Herz o.B.
Jeder weiß, was diese Abkürzung bedeutet, nämlich: *ohne Befund.* Aber auch wenn wir das normale Herz untersuchen, ergibt es eine ganze Reihe von Befunden, selbst wenn sie normal sind wie Herztöne, akzidentelle Herzgeräusche, normale Herzgrenzen, Herzspitzenstoß an normaler Stelle usw.
Also: Der Begriff o.B. ist schief.
Dem deutschen Arzt aber das *o.B.* zu verbieten, wäre schwerer als den Amerikanern das *o.k.* abgewöhnen zu wollen. Um uns ein reines Stilgewissen zu erhalten, behaupten wir ab heute einfach, o.B. bedeute *ohne Besonderheiten.*

Operationsvorbereitungen

Nach den üblichen Operationsvorbereitungen operierten wir in Intubationsnarkose.
Dieser Satz wiederholt sich gebetsmühlenhaft in chirurgischen Arztbriefen. Nur, wer glaubt denn wohl, dass die Chirurgen ihre Patienten direkt von der Straße wegholen und ohne »übliche Operationsvorbereitungen« operieren würden?
Dass die Kollegen selbst in Intubationsnarkose gewesen wären, könnte nur ein grammatikalischer Fundamentalist vermuten.

operations-würdig	*Dieser Befund ist operationswürdig.* Ein Befund kann nicht würdig sein. Würdig heißt *achtung-* oder *ehrfurchtgebietend.* Jemanden würdigen heißt ihn sehr schätzen. Was meinen aber die Chirurgen? Der Befund ist operationsbedürftig. → rollstuhlpflichtig, → würdig.
operativ behandeln	Aufgebläht für *operieren.*
opfern	Aus einer wissenschaftlichen Arbeit: *Es wurden 20 Versuchstiere (Rhesusaffen) geopfert.* Wem haben diese archaischen Experimentatoren die Affen wohl geopfert? Als Jünger des Äskulap dem Asklepius? Oder wurden diese Tiere nur neuheidnisch auf dem Altar der Erkenntnis dem Goldenen Kalb des wissenschaftlichen Ruhms dargebracht? Oder ist dieses »opfern« einfach ein Euphemismus, um Tierschützer oder das eigene Gewissen zu beschwichtigen? → verzichten.
optimal	— *Am optimalsten behandelt man mit dem Präparat X.* Ziemlich aus der Grammatik gerutscht. Optimal ist die dritte Steigerungsstufe, wir haben keine höhere. Unsere Stilisten jedoch scheinen einen Mega-Super-Superlativ zu fordern. *Gut – besser – am besten (optimal) – optimaler – am optimalsten.* Wir wollen dieser autistischen Privatgrammatik nicht folgen und formulieren folgendermaßen: *Am besten behandelt man mit dem Präparat X.* — *Wir behandelten so optimal wie möglich.* Gemeint ist so *gut wie möglich.* Unsere Therapeuten konnten also aus irgendeinem Grund nicht optimal behandeln. Hätten sie jedoch ihre Möglichkeit ganz ausschöpfen können, dann wäre die Behandlung wohl optimal gewesen.

Für eine optimale Behandlung waren also die Bedingungen nicht erfüllt und sie konnten nicht optimal – allenfalls bestmöglich – behandeln.

Somit ist *optimal wie möglich* eine unsinnige Formulierung.

Merke: Das Optimale ist schwer zu erreichen.

Optimal wäre es, wenn »optimal« nur spärlich gebraucht würde. Ein Superlativ – das war jedenfalls Bismarcks Meinung – reizt immer zum Widerspruch. Hier betrifft der Widerspruch aber nicht das Objekt des Superlativs, sondern seine unsinnige grammatikalische Bildung.

oralisieren

Wir oralisierten den Patienten nach acht Tagen.
Der Patient wurde nicht, wie schlichtere Gemüter glauben könnten, auf kafkaeske Weise in eine riesige Mundöffnung verwandelt.

Gemeint ist: Ein Medikament, das bisher injiziert oder infundiert wurde, wird jetzt als Tablette, also durch den Mund – oral – gegeben.

Wie sind wir aber erleichtert, dass das Medikament nicht als Zäpfchen gegeben werden musste. Unsere medizinischen Stilschluderer würden bestimmt völlig hemmungslos den Patienten *analisieren*.

→ markumarisieren, → synkopieren, → digitalisieren, → thematisieren, → -ieren.

**organ-
pathologisch**

Für das chronische Müdigkeitssyndrom konnte bis jetzt keine organpathologische Ursache gefunden werden.
Nicht falsch, aber aufgebläht!

Gemeint ist: Organisch ist alles in Ordnung. Ob psychische (»psychopathologische«) Ursachen eine Rolle spielen – da möchte man sich wohl nicht festlegen.

Nach dem Prinzip der Kürze und Redundanzvermeidung muss es heißen: ... konnte bis jetzt keine *organische* Ursache gefunden werden.

O

Paper

Gemeint ist: *wissenschaftliche Arbeit, Protokoll, Memorandum, Manuskript, Entwurf.*

Mit »paper« im Sprachgebrauch kann man ein bisschen nach der großen, weiten Welt duften.

Man sollte aber Papers nicht mit Pampers verwechseln. Diese duften nach Gebrauch durchaus nicht so weltläufig.

→ Papier.

(s. Metonymie S. 23)

Papier

In einem Papier hat Dr. X dargelegt, dass diese Therapie erfolglos ist.

Gemeint ist: *Schrift, wissenschaftliche Arbeit, schriftliche Stellungnahme, Veröffentlichung, Entwurf u. a.*

Wörtliche Übersetzung des englischen *paper.*

Man muss wirklich nicht jeder sprachlichen Marotte zu Füßen liegen. Wer aber auf seine Überlegenheit und Kompetenz hinweisen möchte, sollte lieber von *paper* sprechen. Das ist ehrlicher, auch wenn das im besten Papierdeutsch geschriebene *paper* das Papier nicht wert sein sollte, auf dem es steht.

Merke: Wer Papier oder Paper sagt, will sich – oder kann sich nicht genau ausdrücken.

Paradigmen-wechsel

Paradigma (griech.) = *Beispiel, Muster.*

Unter anderem versteht man darunter in der Wissenschaftstheorie die allgemein anerkannten theoretischen Grundlagen von den Vorstellungen über die Dinge, die das naturwissenschaftliche und philosophische Denken bestimmen. Ändern sich diese, dann spricht man vom Paradigmenwechsel (Kuhn 1973).

Man denkt dabei an die so Epoche machenden Veränderungen des Denkens, wie sie Keppler, Newton, Darwin, Einstein oder Planck eingeleitet haben. Paradigmenwechsel kann man nicht voraussagen. Einen solchen gäbe es in der Medizin, wenn z. B. die Wirksamkeit der Paramedizin belegt oder die Vorstellungen der Genetik falsifiziert würden.

P

Die Einführung der Computer- und Kernspintomographie hat die Medizin unermesslich vorangebracht, jedoch das prinzipielle Denken nicht verändert. Sie führte *nicht* zu einem Paradigmenwechsel. Wie erstaunlich aber, dass allein 1998 in naturwissenschaftlichen Artikeln 124-mal ein Paradigmenwechsel angekündigt wurde (Cohen 1999). Hut ab vor so viel Genialität!

Patienten-material

Die Auswertung unseres Patientenmaterials ergibt ...
Bei näherer Betrachtung doch sehr hemdsärmelig-unbedachtes → Unwort.
Sind unsere Patienten denn ein Material? Warum schreibt man nicht: Die *Auswertung der Befunde unserer Patienten* ergab ... (»Patientengut« ist nicht viel besser – erinnert an *Leergut, Frachtgut.*)
Die Mediziner stehen mit dieser Art von Unwörtern nicht ganz allein. Die Ökonomen sprechen von »Humankapital«, die Pädagogen vom Schülermaterial«. An das »Menschenmaterial« (ein Ausdruck im Dritten Reich für Soldaten) soll nur dezent erinnert werden.

p.c.

Dies bedeutet nun nicht etwa *political constable* (Polizist, der die p.c. aufrecht erhält), sondern *political correctness.* Es handelt sich dabei im weitesten Sinne um eine gewisse Soziofrömmelei.
Bei den Amerikanern hat die p.c. allerdings schon ganz skurrile Ausmaße angenommen. Behinderte (Blinde, Gelähmte usw.) sind »differently abled«, das heißt, sie haben in Wirklichkeit keine Behinderung, sondern andere Fähigkeiten – welche, das bleibt im Dunkeln.
Fettleibige wiederum sind wirklich *disabled.* Wie? Sie sind *horizontally disabled.*
Wie lange wird es dauern, bis solche grotesken Sprachdummheiten von uns Deutschen gierig aufgesogen werden? → Studierende.
Also: Wir haben bitte schön keine Patienten mehr zu haben, denn diese sind nur männlich, sondern immer Patien-

ten und Patientinnen. Sollten es aber Debile sein, dann genügt es durchaus, nur von Debilen zu sprechen. Man verzeiht uns, wenn wir nicht von *debilen Männern und Frauen* reden, sondern hier die debilen Frauen einfach unterschlagen.

Solch kleine politische Unkorrektheiten stören keinesfalls.

perfekt

Der Chirurg wurde technisch immer perfekter.

Wie schaffte er das bloß? Perfekt kann man ja wohl werden, aber was kommt darüber hinaus? Das Unmögliche. Und dieses trauen wir selbst unserem perfektesten – pardon – unserem besten Chirurgen nicht zu. Also: *Er wurde immer besser.*

Perfusion, perfundieren

Die A. carotis ist gut perfundiert.

Gemeint ist: *gut durchströmt.*

Perfusion ist aber die *künstliche* Durchströmung eines Organs mit Blut oder irgendwelchen Lösungen, z. B. bei Versuchen in der Physiologie, nicht die natürliche Durchblutung.

Also ein kleiner Radiologenbildungsschnitzer.

periphere arterielle Verschlusskrankheit

Wunderhübsch abgekürzt paVK.

Wieder eine in der Medizin so beliebte falsche Verwendung eines Adjektivs. »Peripher« bezieht sich eindeutig auf Krankheit, gemeint ist aber, dass die Verschlüsse peripher sind.

Dazu kommt: Meistens handelt es sich gar nicht um Verschlüsse, sondern nur um Stenosen der Arterien. Und was ist eine »zentrale« arterielle Verschlusskrankheit?

Also ein Begriff wider die sprachliche und nicht zuletzt auch wider die medizinische Vernunft.

Vorschlag: einfach »arterielle Verschlusskrankheit« schreiben. Zur Not kann man nämlich arteriell auf Krankheit beziehen. → peripheres Blutbild.

periphere Nerven

Ein subtiler Pleonasmus. Er ist so sehr in Gebrauch, dass man ihn nicht ändern könnte. Aber auf diesen Pleonasmus aufmerksam zu machen, schult das semantische Bewusstsein.

Nerven sind immer peripher. Wir unterscheiden das *periphere* Nervensystem (die eigentlichen Nerven) vom *zentralen* Nervensystem. Also ist der »periphere« Nerv ein Pleonasmus, weil es keine »zentralen« Nerven geben kann.

Das Verwirrende aber ist: Proximale Nerven (Armplexus, Beinplexus) oder proximale Abschnitte der Nerven (gleich nach Vereinigung von Hinter- und Vorderwurzel) sind somit auch peripher.

Wer also von *Nerven* spricht und *peripher* weglässt, macht keinen Fehler – es klingt nur sehr ungewohnt.

Aber – und das ist wieder die Unlogik in unserer Begriffsbildung – unter *Nervenkrankheiten* verstehen wir nicht Krankheiten der Nerven, sondern *seelische Krankheiten* (Geisteskrankheiten). Dies geht natürlich Sprachbewussten ziemlich auf die Nerven, ja es nervt sie.

Aber erkannte Fehler sind nur halbe Fehler.

periphere Pulse

Die peripheren Pulse zu tasten ist sehr beliebt. Sind aber unsere medizinischen Stilisten so zwanghaft, dass sie den Herzspitzenstoß ausgeschlossen haben wollen? Oder was verstehen sie unter einem *zentralen* Puls?

Also: *Pulse nicht tastbar.*

peripherer Blutdruck

Wer glaubt wohl, dass wir bei unseren Patienten den »zentralen« Druck messen?

Es muss also ganz schlicht *Blutdruck* heißen.

→ arterielle Hypertonie.

peripheres Blutbild

Ein gleich zweifacher semantischer Unsinn:
- Ein peripheres Bild gibt es nicht. Gemeint ist das *periphere Blut*.
- Wenn es ein peripheres Blut gibt, dann sollte auch jemand das zentrale kennen. Wir dürfen rätseln.

Also: *Blutbild* ohne das dümmliche Adjektiv »peripher« ist richtig.

persönlich

Er war persönlich anwesend.
Wie kann man nicht persönlich anwesend sein?
Bei manchen Vorträgen kann man allerdings persönlich anwesend und dennoch abwesend sein; immer dann, wenn der persönlich anwesende Redner sein Stilunwesen treibt und die Einschlafquote steigt.

Persönlich-keitsstörung, ängstliche

Auch wenn im ICD-10 »ängstliche Persönlichkeitsstörung« steht, das Adjektiv ist falsch gebraucht.
Wenn man eine *ängstliche Persönlichkeit* noch durchgehen lassen möchte, so ist eine *ängstliche Störung* völlig unmöglich. Hier grinst uns wieder der vielzitierte vierköpfige Familienvater entgegen. Wir freuen uns aber, dass der ICD-10 auch die »organische Persönlichkeitsstörung« (F 07.0) kennt, denn hier passt »organisch« zur »Störung«.
→ depressive Erkrankung.

Pflegeberufe

→ Gesundheitsberufe

Pflegefall

Wir haben heute morgen zwei Pflegefälle aufgenommen.
Gängiger Sprachgebrauch. Aber auch einen pflegebedürftigen Patienten sollten wir nicht zum »Fall« degradieren.
Warum nicht *Pflegepatient*? → Unwort.

Philosophie

Unsere Behandlungsphilosophie oder *Die klinische Philosophie, die dahintersteckt.*
Eine absurde und affektierte Bedeutungsverdrehung des Wortes Philosophie, bei Nichtmedizinern und Medizinern gleichermaßen beliebt; mit großer Sicherheit aber nur bei denen, die wirklich keine Ahnung von Philosophie haben.
Beachte: Die Philosophie ist der Kampf gegen die Verhexung des Verstands durch die Mittel der Sprache (Wittgenstein).

P

Gemeint ist immer: *Grundeinstellung, Plan, Struktur, Strategie, Ziel u. a.*

Plaque

In der Karotisgabel findet sich ein dicker Plaque.
Plaque (französisch) ist feminin.
Also: *eine Plaque* → Pons.

Plattform

Wir müssen dem Kollegen eine Plattform geben, damit er seine Ergebnisse vorstellen kann.
Diese Wendung kommt von dem englischen *platform* und bedeutet *Bühne, Podium, Forum,* auch Platz in einer Zeitschrift. Im Deutschen ist Plattform ganz platt ein *flacher, erhöhter Platz,* von dem man bequem einige Plattheiten von sich geben kann.
Und wieder erkennen wir das Werk von Plattfußübersetzern.

Pons

Infarkt in *der* Pons.
Es muss heißen: in *dem* Pons oder *im* Pons.
Pons, -tis ist männlich. So heißt es zwar *die* Brücke, aber *der* Pons.
Wir sagen auch *das* Abdomen und nicht *der* Abdomen, nur weil es im Deutschen *der* Bauch heißt.
→ Pulmo.

praktisch

Wir haben die Ursache der Kopfschmerzen praktisch nicht gefunden.
Wie unpraktisch! Theoretisch kann man praktisch praktisch immer weglassen, aber praktisch kriegen dies die meisten nicht fertig. (Füllwort, völlig leerer Begriff).
→ eigentlich, → sonstige, → irgendwie.

Prioritäten setzen

Begriff im Gesundheitswesen. Euphemismus für *Ausgabenbeschränkung, Rationierung.*
Wer wird denn schon einen so böswilligen Begriff wie *Rationierung* benützen, einen Begriff, der an Triage erinnert. Schließlich bekommen doch alle Patienten mit einer be-

ginnenden oder leichten Demenz einen Acetylcholineste-
rasehemmer und alle Migränepatienten die teuren Trip-
tanpräparate, auch wenn das Budget des Arztes längst
überschritten ist? An Intensivbetten haben wir in Deutschland wohl auch keinen Mangel! → Überalterung, → Gesundheitsreform, → Unwort.

Problematik, Problemkreis

Wem Problem zu wenig ist, der sage einfach *Problematik*.
Wem das noch zu schlicht erscheint, der sage *Problemkreis*
und das Quallige wird noch etwas qualliger.
Begriffe wie *Schwierigkeit, Aufgabe, Frage, Kopfzerbrechen,
Hindernis u. a.* werden gemieden, weil sie keinen Schaum
für die Schaumsprache liefern.

Prostatiker

→ Epileptiker

Prozess, fort-schreitender

Der fortschreitende Prozess ist pleonastisch, denn jeder
Prozess ist fortschreitend (procedere = fortschreiten).
Ein Meningeom, das nicht wächst, ist eine Raumforderung,
aber kein Prozess. Ein »sich rückbildender Prozess« ist zwar
sehr erfreulich, aber doch ein unverzeihliches Oxymeron
(S. 9) – Zeichen eines semantischen Gebrechens.

Prozess-dynamik

Titel einer Arbeit: *Prozessdynamik des Diabetes mellitus.*
Was meinen die pleonastischen Großschwätzer?
Entweder den Verlauf des Diabetes mellitus oder die Dyna-
mik des Diabetes mellitus. Das Dynamische steckt in dem
Begriff Prozess wie das Weiße im berühmten Schimmel.
Also: *Die Dynamik des Diabetes mellitus.* → Geschehen.

Prüfung

Bei der Prüfung der Kraft keine Paresen.
Warum so umständlich? Ohne Kraftprüfung geht's doch
auf keinen Fall.
Es muss einfach heißen: *keine Paresen.*

psychiatri-sieren

Der Patient musste psychiatrisiert werden.
Gemeint ist: ... *in eine psychiatrische Klinik eingewiesen
werden.*

P

R

Eine der unseligen Zeitwortbildungen auf → -ieren.
Aus der Schweiz übernommen. Wenn die Schweizer ihr
schönes Schweizerdeutsch verhunzen, ist dies zwar betrüb-
lich, muss uns aber nicht allzu sehr grämen. Wenn die Ös-
terreicher statt jemanden psychiatrisch untersuchen diesen
psychiatrieren, dann müssen wir resigniert die Schultern
zucken. Wir können aber durchaus gegen solche Manierismen Sprachbarrieren errichten, ohne der Fremdenfeind-
lichkeit bezichtigt zu werden.

psychologisch

Der Patient hat psychologische Probleme.
Und wenn es die größten Größen der Medizin so formulieren und damit die Wissenschaft mit ihrem Gegenstand
verwechseln, es muss heißen: *psychische* Probleme.
Nun sagt man aber dummerweise auch neurologische Störungen. Hier muss man jedoch mildernde Umstände wal-
ten lassen. Es gibt kein anderes Wort dafür. »Neurisch«
wollen wir nicht aus der Taufe heben. → soziologisch.

Querfinger

Leber vier Querfinger (Qfr) unter dem Rippenbogen tastbar.
Ein nicht allzu intelligenter Neologismus aus uralter Zeit.
Auch wenn dieser Begriff nicht mehr besagt als *Fingerbrei-
te,* hat er sich durch sein Verharren in Medizinerköpfen ein
irrationales Bleiberecht verschafft. Wir bemerken den Ma-
nierismus gar nicht mehr, obwohl die Angabe *fingerbreit*
richtig, die Angabe in Zentimetern besser wäre.
Merke: Ein Querfinger entspricht der mittleren Breite eines
mitteleuropäischen Mittelfingers.

Ranking

Ranking (engl.) = Rangfolge, Rangliste.
Da macht man nun überall bei den Universiäten ein Ranking, besonders ein Ranking der Medizinischen Fakul-
täten, mit dem Ziel herauszubekommen, welche denn die
Beste von allen sei. Eine Medizinische Fakultät wird also
– wie soll man es anders sagen – *gerankt.*
Aber vielleicht kommt der Begriff gar nicht aus dem Englischen, sondern hat etwas mit *Ränken* oder *Ränke-*

schmiedereien zu tun, welche diejenigen, die *lowest* gerankt wurden, den Rankern in die Schuhe schieben. Wenn also irgendwo gerankt wird, sollte in Ihnen, lieber Leser/liebe Leserin, die sprachliche Warnglocke ringen, die einen daran hindert, an solch Modern Talk teilzunehmen.

Ganz rank und schlank und deutsch: *Rangfolge, Rangliste, Einschätzung, Einordnung, Klassifizierung.*

Rationale

Aus wissenschaftlichen Arbeiten: *Die Rationale ist folgende ...*

Diese merkwürdigen Rationalisten wollen *den Gedanken nennen, der dahinter steckt,* oder *den Grund.*

So sprechen unbedarfte Englischfreaks, die das englische Wort *the rationale* einfach mit deutscher Aussprache übernehmen und sich dabei ganz groß vorkommen. Sie sind aber gar nicht so groß. Sie hätten nämlich schreiben müssen: Die Rationale *sind* folgende ... The *rationale* wird im Plural übersetzt, also *die Gründe, die dahinterstecken.*

Merke im Übrigen: Das Rationale ist ein liturgischer Schulterschmuck des Bischofs und hat nichts mit *Rationalität* zu tun. »Die« Rationale in wissenschaftlichen Arbeiten ist sprachlich nicht gerade rational.

räumliche Nähe

Die Behandlung sollte in räumlicher Nähe zum Wohnort durchgeführt werden.

Erstaunt fragt sich der Leser, in welcher Nähe denn sonst als in räumlicher?

Also, schnörkellos: *... in der Nähe des Wohnorts.*

realisieren

Der Patient realisierte nicht, dass das weitere Rauchen eine Gefahr für ihn ist.

Wieder handelt es sich um die fehlerhafte Eindeutschung eines englischen Wortes. *To realize* bedeutet *sich klar werden, sich klar machen.*

Im Deutschen jedoch bedeutet realisieren *etwas verwirklichen.*

So kann man z. B. den Plan realisieren, Stilklarheit zu erreichen.

R

Rechtshänder

Die mancherorts in Arztbriefen und Kasuistiken routinemäßige Angabe, dass jemand Rechtshänder sei, ist in 99,9% der Fälle unnötig.

Es ist eine Marotte, die früher in amerikanischen Krankenblättern und Arztbriefen gang und gäbe war. Die Angabe, dass ein Patient mit Kreuzschmerzen Rechtshänder sei, ist genau so unsinnig wie die bei uns so beliebte Feststellung »Zunge feucht«, eine Angabe, die kaum einmal gerechtfertigt ist. → Redundanz.

rechtshirnig

Es besteht ein rechtshirniger Infarkt.

Völlig hirnrissig, genauer: linkshirnrissig, weil das kränkelnde Sprachzentrum des Schreibers (fast immer) links sitzt.

Niemand würde von einem rechtsherzigen Infarkt, einer linkslungigen Embolie oder einer rechtsoberschenkeligen Fraktur sprechen.

Also: *Es besteht ein Hirninfarkt rechts.*

Redundanz

Redundanz ist in Arztbriefen und Kasuistiken einer der häufigsten Fehler bei der Darstellung des Befunds. Man kann dabei zwei Arten unterscheiden.

— *Aufzählung überflüssiger Positivbefunde.*

Da müssen wir z. B. von einem Patienten mit Bandscheibenvorfall erfahren, dass er außer über einen *brillenkorrigierten Visus* – wer hätte das gedacht – auch noch über ein saniertes Gebiss verfügt. Ja, er hat auch eine *Narbe am rechten Unterbauch* – warum denn? – na klar, Blinddarmoperation 1989. Resignierend lassen wir uns noch anvertrauen, dass er *Rechtshänder* ist, seine *Pulse* (vor allem die »peripheren« Pulse) gut tastbar sind und dass er eine Schwäche für langbeinige Blondinen hat. Na ja, das letzte war jetzt wirklich etwas übertrieben.

— *Aufzählung überflüssiger Negativbefunde.*

Über unseren Patienten mit Bandscheibenvorfall und gutem Allgemeinzustand werden wir aber sehr beflissen weiter informiert: Er hat *keine Lymphknotenschwellungen, keine Exantheme, keine Ödeme, keine kardiopulmonalen Insuffizienzzeichen* und – wie überraschend – *keine Dyspnoe, keine Zyanose.* Und wie steht's mit Ikterus? Hatte er auch nicht. Wie sind die Bruchpforten? Natürlich geschlossen. Wie ist doch dieser Mann gesund! Und wie sieht's bei den Brünetten aus? Keine Vorliebe? Na, Schwamm drüber!

Wir hoffen jedenfalls, dass unser Patient nicht so umständlich operiert wird wie der Arztbrief geschrieben wurde. Er hätte sonst am Rücken nämlich eine Narbe vom Nacken bis zur Steißbeinspitze.

Merke: Normale *Positivbefunde* sollen nur dann ausgeführt werden, wenn sie für die Begründung der Diagnose und Therapie von Bedeutung sind.

Negativbefunde sind nur soweit zu referieren, wie mögliche Zweifel an Diagnose und Therapiemaßnahmen zerstreut werden müssen.

relativ

Relativ wird relativ oft gebraucht. Wenn man es relativ seltener benützen würde, wäre dies relativ gesehen kein Schaden. Wenn Sie im folgenden Satz *relativ* streichen, ist nichts verloren: Zwanzig Haare auf dem Kopf sind relativ wenig, ein Haar in der Suppe ist relativ viel.

Risikofaktor

Alter und männliches Geschlecht sind Risikofaktoren für den Schlaganfall.

Hier wird ein so wichtiger Begriff wie Risikofaktor nicht mit der nötigen Schärfe gebraucht. Das *Risiko* ist eine Gefahr, die irgendein Unternehmen oder ein Verhalten mit sich bringt, eine Gefahr, die man prinzipiell vermeiden könnte. Ein Risiko ist immer ein *Wagnis.*

Eine Gefahr, eine Bedrohung der man nicht ausweichen kann, der man schicksalhaft ausgeliefert ist, kann schlechterdings kein Risiko sein.

Wenn bei einer Flut die Wellen immer höher werden und über den Damm zu schlagen drohen, dann ist dies für die

R

dahinter wohnenden Menschen kein Risiko, sondern eine Gefahr, wenn sie nicht ausweichen können. Ein Risiko wäre es jedoch gewesen, wenn sie beim Bau des Dammes gespart hätten.

Jeder von uns wird unabänderlich älter, ganz ohne die Hoffnung – wie bei der Flut –, dass das Alter doch zum Stillstand komme. Die Wissenschaft hat dagegen noch kein Kräutchen gefunden.

Gegen Hochdruck, Übergewicht, Diabetes, Zigarettenrauchen und Alkoholkonsum können wir etwas tun – im Prinzip jedenfalls.

Also: Alter, Geschlecht, Rasse sind keine Risikofaktoren, sondern krankheitsbegünstigende Faktoren oder negative *Einflussfaktoren*.

rollstuhl-pflichtig

Der Patient ist rollstuhlpflichtig geworden.
Wer hat den Patienten verpflichtet, sich in den Rollstuhl zu setzen? Verletzt er eine Pflicht, wenn er einfach nicht in den Rollstuhl geht? Natürlich nicht. Gemeint war *rollstuhlabhängig* (das Gleiche gilt für »insulinpflichtig«).

Routinelabor

Das Routinelabor war unauffällig.
Unüberlegter Jargon und ungenau.
Gemeint ist: *Routinelaborwerte*. Aber auch dieser Begriff ist zu vieldeutig.
Beachte: Niemand weiß, was wo als »Routine« betrachtet wird.
Also: Die Werte angeben!

Rückantwort

Bei Einladungen zu Kongressen oder Fortbildungsveranstaltungen wird man fast regelmäßig um eine »Rückantwort« gebeten. Was, fragt sich der Leser, ist der Unterschied zwischen einer Antwort und der pleonastischen Rückantwort?
Und was bedeutet das liebenswürdig altertümliche, aber richtige »U.A.w.g«? *Um Antwort – nicht um Rückantwort – wird gebeten.*

sanft

Sanfte Medizin.
Ein erstaunlich suggestiv wirksamer Euphemismus für eine Medizin mit nicht nachgewiesener Wirkung. Eine noch so behutsame allopathische Pharmakotherapie, eine noch so schonende Operation kann merkwürdigerweise nie sanft sein. Die sanfte Medizin ist nämlich der Gegensatz zur groben Medizin. Welche Medizin ist die grobe? Ohne Zweifel die Hochschulmedizin. → alternative Medizin.

Schleuder-trauma

Diagnose: *Schleudertrauma der Halswirbelsäule.*
Zwei Fehler:
- Es wird ein *Unfallmechanismus* (zudem noch ein falscher) als Diagnose genannt.
  Die Diagnose ist aber das Erkennen oder Benennen einer Krankheit oder eines unfallbedingten Schadens. → Diagnostik.
  Durch den Begriff »Schleudertrauma« ist aber kein Schaden benannt, genausowenig wie dies mit dem Begriff »Treppensturz« der Fall wäre.
- Der Mechanismus (whip-lash) steht zudem ganz in Frage. Es kommt nämlich zu einer Beschleunigung der Halswirbelsäule mit einer Horizontalbewegung des Kopfes. Gemeint sind jedenfalls in erster Linie eine *Distorsion* (Verstauchung) der Halswirbelsäule, aber auch *Bandzerreißungen, Wirbelbrüche und Rückenmarksschädigung.* Auch die *einfache Halswirbelsäulenprellung* kann gemeint sein.

Schmerzen

Schmerzen des linken Arms.
Der Arm ist nie so arm dran, dass er Schmerzen hat. Die Schmerzen sind nämlich nur *im* linken Arm.

Schmerz-patient, chronischer

Es gibt viele chronische Schmerzpatienten.
Wohl nicht. Die Schmerzen können chronisch sein, ein Patient keinesfalls, auch wenn er noch so lange krank ist.
Es muss schon heißen: *Es gibt viele Patienten mit chronischen Schmerzen.* → Schmerzsyndrom.

Schmerz-symptomatik

Es handelt sich um einen Pleonasmus: Schmerzen sind immer ein Symptom. Symptomatik bedeutet mehrere Symptome. In der Schmerzsymptomatik müssten sich also verschiedene Schmerzen wiederfinden. Dies ist aber keinesfalls gemeint.

Deshalb ist der Begriff Schmerzsymptomatik überflüssig wie ein Grützbeutel. Er sagt einfach nicht mehr aus als der einfache *Schmerz*. → Beschwerdesymptomatik.

Schmerz-syndrom

Es besteht ein chronisches Schmerzsyndrom.

Es gibt weder chronische Syndrome noch chronische Patienten. Es muss heißen: *Syndrom mit chronischen Schmerzen,* wenn noch andere Symptome die Schmerzen begleiten. Wenn nicht, dann einfach nur *chronische Schmerzen.* → Syndrom, → Schmerzpatient.

Schulmedizin

Häufig gebrauchter Begriff, oft mit deutlich abfälligem Beiklang – allein durch die unangenehme Assoziation von Schule, Lehrer, Drill, Engstirnigkeit, vorgeschriebene Geisteshaltung.

Warum wollen wir in Zukunft nicht einfach nur noch von der *Hochschulmedizin* sprechen? In der Hochschule wird ja die Medizin gelehrt, die intellektuellen Anforderungen sind nicht gerade gering. Wir dürfen nicht weiter dulden, dass die auf der Wissenschaft beruhende Medizin durch einen Begriff wie Schulmedizin abgewertet wird.

Schulter-Arm-Syndrom

Sagt nichts anderes aus als Schulter-Arm-Schmerzen, verleiht aber dem Nichtssagenden pseudorationalen Glanz. → Schmerzsyndrom, → Syndrom, → Zervikalsyndrom).

Schuhwerk

Bei den Orthopäden tragen manche Patienten keine orthopädischen Schuhe, sondern sehr konstant orthopädisches »Schuhwerk«. Nicht falsch aber manieriert.

Schwangerschaftsunterbrechung

Kurze Unterbrechung gefällig und dann geht's weiter? Entweder nur eine Unachtsamkeit oder ein schlichter Euphemismus für *Abtreibung*?
Es muss heißen: *Schwangerschaftsabbruch.*

-seitig

linksseitiger Unterschenkelbruch.
Richtig: *Unterschenkelbruch links.* Jetzt sind es drei Silben weniger und ist es sprachlich richtig.
»Linksseitig« bezieht sich auf den Unterschenkel und nicht auf den Bruch. Wenn man schon linksseitig benutzen wollte, müsste es heißen: Bruch des linksseitigen Unterschenkels. Aber: Links ist immer eine Seite. Deshalb: Bruch des *linken Unterschenkels* oder *Unterschenkelbruch links.*
Merke: Auch sprachlich sollte man ein gebrochenes Bein nicht auf die leichte Schulter nehmen.

selbst

Der Patient selbst brachte keine Klagen vor.
Nichts ist verloren, wenn man »selbst« einfach weglässt.
Ich empfehle also hiermit die Selbstaufgabe.

sicher

Aus Röntgenbefunden:
Thorax: kein sicher pathologischer Befund.
Mit diesem »sicher« lässt uns wieder ein Meister der Zweideutigkeit in Zweifel verfallen.
Gibt es vielleicht »nicht sichere« pathologische Befunde? Ein Befund z. B., an dessen Normalität der Autor zweifelte? Warum um Gottes und der Genauigkeit willen hat er »sicher« nicht einfach weggelassen? Weil er sich seines Befundes nicht ganz sicher ist und sich dies nicht eingesteht? Oder weil er nur stilunsicher ist? Und zurück bleibt Ratlosigkeit.
Also: *kein pathologischer Befund.*

signifikant

Die Operation hat eine signifikante Besserung bewirkt.
Wofür dieses *signifikant* – aus der Statistik geklaut – nicht alles herhalten muss. Für *deutlich, sicher, wichtig, richtig, außerordentlich.* Es darf bezweifelt werden, dass mehr als

1% derer, die signifikant im Sprachrepertoire führen, auch wirklich wissen, was es bedeutet.

Unserem Patienten geht es zum Glück nach der Operation *deutlich* besser, keinesfalls signifikant besser, auch wenn der Therapieerfolg im Rahmen einer wissenschaftlichen Studie erzielt worden wäre.

Signifikant heißt nur, dass ein Ergebnis unter einer bestimmten Ausgangshypothese unwahrscheinlich ist. Die Signifikanz sagt etwas über die *Irrtumswahrscheinlichkeit* aus. Da viele von uns – vielleicht sogar die allermeisten – von Statistik nur rudimentär etwas verstehen, sollte man den Begriff »signifikant« außerhalb der Statistik meiden wie Asbest – der semantischen Ehrlichkeit halber.

Sinn machen

Es macht keinen Sinn, hier weiter antibiotisch zu behandeln.
Ein völlig unnötiger Übersetzungsanglizismus.
Gemeint ist: Sinn haben, sinnvoll sein. Das Sinnmachen ist die direkte Übersetzung von *that makes sense*. Also: *Es hat keinen Sinn ...* → einmal mehr, → denken.

sintern, zusammensintern

Der Wirbel ist zusammengesintert.
Röntgenologenmetapher mit Zwangscharakter und nicht nur einem Körnchen Unlogik.
Sintern ist ein Begriff aus der Geologie: durch Einwirkung von Druck und Hitze zusammenwachsen und sich verfestigen (das Erz sintert und bildet Blöcke).
Gemeint ist: *Der Wirbel ist zusammengebrochen, vielleicht sogar etwas zerbröselt; spontane Kompressionsfraktur.*
PS: Die Engländer könnten *to sinter* im Zusammenhang mit einer Wirbelfraktur nicht verstehen.

sitzende Tätigkeit

Wo bitte schön ist der Hintern dieser Tätigkeit?
Es muss schon heißen: *Tätigkeit im Sitzen* – was auch nicht länger ist (je sechs Silben).

sonstige

Die sonstigen Medikamente kann man weglassen.

»Sonstige« sollte man aber auch weglassen und durch »andere« oder »übrige« ersetzen.

Sonstige gehört zur Gruppe von unnötigen, zumindest viel zu häufig gebrauchten Wörtern wie anderweitig, baldig, → eigentlich, → praktisch.

soziologisch

Es bestehen soziologische Probleme.

Auch wenn Sie diese Wendung hundertfach in der Zeitung lesen: Es muss *soziale* Probleme heißen.

Kritiker werden einwenden, man sage ja schließlich auch, dass es bei 500 °C keine *biologischen* Vorgänge mehr gäbe. Etwas haben sie recht, die Kritiker. Wir haben aber zu soziologisch das Wort sozial. Ein analoger Begriff fehlt uns zu biologisch, → psychologisch.

spannend

Das Ergebnis der Untersuchung ist spannend. Oder: Dies ist eine spannende Frage.

Seit über 20 Jahre wird »spannend« zunehmend falsch gebraucht. Spannend kann nie etwas Statisches sein, sondern immer nur ein *Vorgang* – ein Vorgang den man gespannt beobachtet. Auch ein Buch kann spannend sein. Gemeint ist dabei aber das Gefühl das beim Vorgang des Lesens auftritt.

Hier hat sich wieder ein falsches – fast möchte man sagen ein pathologisches – Mem eingekrallt (s. S. 29)

Diejenigen die alles so spannend finden, die aus dem Ruhenden einen Vorgang machen, meinen meist: *interessant*, oft aber auch *bemerkenswert, anregend, aufregend* u. a.

stellen

Es wurde der Verdacht auf einen Tumor gestellt.

Nur eine Diagnose oder Verdachtsdiagnose kann man stellen, *ein Verdacht wird geäußert* oder *man hat den Verdacht.*

Strategie   *Neue therapeutische Strategien bei Morbus Parkinson.*
Dieser Titel einer Arbeit macht uns außerordentlich gespannt, denn neue Strategien gibt es nur ganz selten und wir erwarten gewissermaßen einen → Paradigmenwechsel.
Strategie ist die Kunst der Kriegsführung, im weiteren Sinn ein umfassender Plan zur Verwirklichung eines oder mehrerer Ziele. Es ist die vollständige Beschreibung dessen, wie man sich in jedem nur möglichen Fall verhalten wird – ein vollständiger Verhaltensplan. Wir erwarten also eine ausgeklügelte, mehrschrittige Vorgehensweise, über die der Autor uns nun informieren wird.
Leider fallen unsere hochgespannten Erwartungen aufs Traurigste in sich zusammen. Unser strategischer Daherschwabbler berichtet nämlich nur über einen neuen Dopaminagonisten, der sich von den übrigen bloß durch eine etwas längere Halbwertszeit unterscheidet.
Der medizinische Stratege hat also eine Seifenblase produziert und mit Platzpatronen danach geschossen.
Merke: Der inflationäre Begriff Strategie im medizinischen Schrifttum und in den Arztbriefen ist allenfalls in einem Prozent gerechtfertigt.
Richtig: *Konzept, Vorgehensweise, Möglichkeit.*

strategischer   Gemeint ist ein Hirninfarkt, der nicht besonders groß ist,
Infarkt   aber dennoch erhebliche Folgen hat, weil er ein wichtiges
(»strategisches«) Hirnareal ausgeschaltet hat (z. B. Thalamus, Sprachregion).
Dieser Begriff ist Ausdruck von Schlaglochsemantik.

- Hinter einer → Strategie steht immer ein Plan, eine Absicht. Wer aber glaubt wohl, dass hinter einem Infarkt eine Absicht steht, z. B. die Absicht, eine Embolie geradewegs in das wichtige Hirnareal zu schicken? Alle Welt weiß doch, dass der Ort der vaskulären Katastrophe weitgehend vom Zufall abhängt bzw. von Faktoren, die wir nicht kennen.
- Die teleologischen Begriffeschmiede haben aber vermutlich gar nicht den Infarkt gemeint (obwohl das Ad-

jektiv eindeutig darauf zu beziehen ist), sondern das Hirngebiet, das strategisch wichtig sein soll. Wichtig ist es schon, aber nicht »strategisch«. Man misst einem Hirnareal keine strategische, sondern allenfalls eine zentrale, eine wichtige Bedeutung zu.

Also: eine falsche Wortkombination und eine ziemlich verrenkte Metapher. → Inkompetenz, → eloquent.

Stromkurven-
verlauf

Beurteilung eines EEG-Befunds: *EEG mit normalem Stromkurvenverlauf.*

Warum nicht: *EEG normal?*

Struktur

Im Röntgenbild sieht man eine rundliche Verkalkungsstruktur.
Die bloße *Verkalkung* darf natürlich nicht genügen.
Also kräftig aufblasen zur Verkalkungs*struktur.*

Ob aber unsere radiologischen Strukturfreunde auch wissen, was eine Struktur ist, nämlich die Gliederung, der Aufbau und die Anordnung von Teilen zu einem Gefüge? Die Verkalkungsstruktur ist jedoch wie so oft ganz amorph, also ohne erkennbare Struktur. Wahrscheinlich hätten die Schreiber recht gehabt, wenn sie geschrieben hätten: *strukturlose* (oder *amorphe) Verkalkungsfigur.*

Studierende
der Medizin

Um nicht gegen die p.c. (korrekt: political correctness) zu verstoßen, will ich – kleinmütig – gegen diesen Begriff nicht polemisieren.

Aber wie der Begriff zustande kommt, muss schon gesagt werden. Einfach zu sagen »Studenten der Medizin« ist machohaft, frauenfeindlich, diskriminierend und muss deshalb der p.c. geopfert werden.

Studenten und Studentinnen der Medizin ist umständlich. Das Binnen-I bei *StudentInnen* ist ohne Zweifel dümmlich-manieriert.

Der Trick mit dem androgynen »Studierende« ist nun fast so genial wie der Trick mit dem Ei des Kolumbus.

Selbst mit der penetrantesten Ideologie aus dem Eierstock kann man hier keinen männerbrustklopfenden Chauvinismus mehr entdecken. Was schert es uns da, dass das Ei an einem Ende etwas angeschlagen ist.

subjektiv

— *Subjektive Beschwerden.*
Pleonasmus. Beschwerden sind immer subjektiv. Beachte: *subjektive Symptome* wäre korrekt, Beschwerden sind subjektive Symptome (im Gegensatz zu *objektiven Symptomen* wie Schwellung, Rötung, Laborwertveränderungen).
Im Englischen wird zwischen *symptoms* und *signs* unterschieden. Subjektive »symptoms« wäre im Englischen pleonastisch.

— *Wir entließen den Patienten bei subjektivem Wohlbefinden.*
Man darf grübeln. Gibt es ein objektives Wohlbefinden? Oder handelt es sich wieder bloß um einen Pleonasmus? Das Befinden – ob schlecht oder gut – ist immer subjektiv. Wir können unsere Patienten also nur »bei Wohlbefinden« entlassen.
Wie wär's mit: *Bei der Entlassung ging es dem Patienten wieder gut?*

Symptomatologie

Die Symptomatologie ist bei dem Patienten unklar.
Gemeint ist: die *Symptome*, die *Symptomatik*.
Symptomatologie bedeutet Lehre von den Symptomen (Semiologie), Symptomatik Gesamtheit der Symptome.
Also: *Die Symptome sind (die Symptomatik ist) unklar.*
Falsch ist somit auch der Ausdruck »Anfälle mit komplexer Symptomatologie«.

Syndrom

Ein schöner Begriff, wichtig, nützlich, ja unentbehrlich. Nur, was wird nicht alles damit angestellt! Wie leicht lässt sich das Syndrom als Anhängsel gebrauchen, um Triviales ins scheinbar Gewichtige, Nichtssagendes in wohlklingende Phrasen und Einfaches ins Mystisch-Komplexe aufzuplustern.
Merke: *Wer den Hasen mit Meister Lampe bezeichnet, hat über den Hasen nichts ausgesagt.*

→ Schmerzsyndrom, → Zervikalsyndrom, → Demenzsyndrom, → Schulter-Arm-Syndrom, → diabetisches Fußsyndrom.

synkopieren

Aus der Anamnese (Arztbrief): *Der Patient synkopierte
heute morgen.*
Zwei Fehler:

- Man darf nicht aus jedem Hauptwort einfach ein Zeit-
wort machen z. B. aus Synkope synkopieren (→ -ieren).
- Bei der Darstellung in der Anamnese darf man keine
Begriffe verwenden, die eine Diagnose enthalten. In
unserem Fall würde dies bedeuten, dass klar ist, der
Patient ist wegen einer *globalen Minderung der Gehirn-
durchblutung* umgefallen.

Dies weiß aber der, welcher die Anamnese erhoben hat,
zu diesem Zeitpunkt keinesfalls.
Es muss also heißen: *Der Patient wurde heute morgen
plötzlich ohnmächtig.* Die Bewusstlosigkeit dauerte eine
Minute.

Würde diese Marotte des »Synkopierens« einreißen, dann
wäre kein Halten. Die Patienten würden dann alle epilep-
tisieren, hypertonisieren, pneumonisieren oder sogar gas-
trieren. → oralisieren, → markumarisieren, → digitalisieren, → monitorisieren.

Technologie

Wieder eine einfache Übernahme eines englischen Begriffs.
Aber: *Technology* heißt auf Deutsch ganz einfach *Technik.*
Technologie im Deutschen bedeutet jedoch die Lehre von
der Technik oder die Theorie der Technik. Die »Zukunfts-
technologien« in der Medizin sind nichts anderes als die
Technik von morgen, die auch weiterhin die Technik der
Anamneseerhebung (engl.: technique) nicht überflüssig ma-
chen wird. Ja, selbst in der Steinzeit gab es eine Technologie.
Welche wohl? Natürlich die *Faustkeiltechnologie.*
Da gibt es aber – ein Trost – immer noch die Technische
Hochschule, wo nun wirklich die richtige Technologie ge-
lehrt wird.

thematisieren

Bei der Demonstration konnten die Ärzte endlich ihre Probleme thematisieren.

Thematisieren gehört zu den geckenhaftesten Modewörtern, die auf -ieren enden.

Ohne dies problematisieren zu wollen, will ich, wenn ich Sie, lieber Leser, hier schon kontaktiere, endlich einmal thematisieren, was mich deprimiert. Nicht dass Sie glauben, ich sei durch meinen Thematisierungswunsch stigmatisiert. Nein, ich möchte Sie, lieber Leser, sensibilisieren, dieses ständige -ieren und Thematisieren nicht mehr zu goutieren, ja, ab sofort zu tabuisieren.

Stattdessen: *betonen, ausdrücken, darüber sprechen, in den Mittelpunkt stellen, aufgreifen.* → -ieren.

therapeutischer Prozess

Die Eltern müssen in den therapeutischen Prozess mit einbezogen werden.

Noch wortgewaltiger: *... müssen sich in den therapeutischen Prozess mit einbringen.*

— Psychoschwulst für: Man muss die Eltern an der Therapie beteiligen oder die Eltern müssen sich an der Therapie beteiligen.

— Der therapeutische Prozess ist ein Pleonasmus. → Prozess.

Es muss heißen: *Therapie.* → Prozessdynamik.

therapeutisches Fenster

Das Medikament hat ein enges therapeutisches Fenster.

Gemeint ist eine *geringe therapeutische Breite,* das heißt, dass schon bei geringer Dosiserhöhung Nebenwirkungen auftreten können.

Dieses therapeutische Fenster war vielleicht anfangs ein ansprechendes Bild, das sich irgendwann einmal ein medizinischer Metaphoriker einfallen ließ. Es wurde aber so häufig übernommen, dass es nun verblasst ist.

Wenn wir mitteilen wollen, irgendjemand habe irgendetwas überzogen, dann sagen wir auch nicht immer, dass er sich »zu weit aus dem Fenster gelehnt habe«.

Also: Das »therapeutische Fenster« sollte weg vom Fenster.

Therapie-
ansatz

Man muss immer wieder von *neuen Therapieansätzen* hören oder lesen.

Der Begriff »neuer Ansatz« stimmt nur dann, wenn wirklich auch ein neues Wirkprinzip gefunden wurde, d. h. ein neuer Ansatz. Ein neues Mittel aber, das weniger Nebenwirkungen hat oder schneller und besser wirkt, ist kein neuer Therapieansatz.

Der neue Therapieansatz ist oft nur ein schrill-bunter Luftballon, der allein durch näheres Betrachten schon platzt. → Strategie.

therapie-
bedürftig

Dieser Befund ist therapiebedürftig.

Therapiebedürftig ist allenfalls das gestörte Sprachempfinden des Autors. Ärzte können viel, aber sie können weder einen Befund noch eine Diagnose therapieren. *Der Befund zwingt einen allenfalls zur Therapie.* → Untersuchung.

titrieren

Wir titrierten das Antihypertonikum.

Gemeint ist die Dosisfindung, die sorgfältige Suche nach der richtigen Dosis.

Eine nicht ganz treffende Metapher, aus der Chemie entlehnt, die jetzt in der klinischen Medizin vielerorts ein Eigenleben führt. Sie täuscht eine besondere Genauigkeit vor, die gar nicht möglich ist. Wissen aber die medizinischen Stilisten auch immer, was titrieren bedeutet, nämlich die Bestimmung eines gelösten Stoffs durch Zufügung eines anderen Stoffs, der mit diesem reagiert? Dies ist die Analyse, die Maßanalyse. Unser Bild ist also ein wenig schief, denn mit unserem »titrieren« analysieren wir nichts.

Aber wenn man dies weiß, kann man ruhig weiter titrieren. Dennoch, Metaphern nützen sich ab und sind besonders schal, wenn schief.

Wie wär's mit: *Wir stellten den Blutdruck mit dem Mittel X ein?* → aufsättigen, → Wertigkeit, → Antibiose.

transitorische ischämische Attacke (TIA)	Dieser stehende Begriff enthält einen sehr subtilen Pleonasmus, auf den man zumindest aufmerksam machen muss.

Würde man nur von einer *ischämischen Attacke* sprechen – im Gegensatz zum Hirninfarkt –, wäre nichts verloren. *Transitorisch* steht nämlich eindeutig als Adjektiv zu *Attacke* und eine Attacke ist immer kurz dauernd, vorübergehend oder eben transitorisch.

Eine Attacke ist der rasche Angriff der Kavallerie (Reiterangriff), die sofort wieder zurückweicht und den Fußtruppen das Feld überlässt. Wenn die Attacke abgewehrt wurde und die Fußtruppen nicht nachrücken können, haben wir Glück gehabt: Die Attacke wurde abgewehrt und es entstand kein Infarkt.

Richtig wäre also: *Ischämische Attacke.*

transparent

Häufig in wissenschaftlichen Arbeiten:
Durch unsere Ergebnisse wird jetzt transparent, dass …
Wir sind enttäuscht. Wir haben Klarheit, Durchsichtigkeit erwartet. Die Sache wird aber nur *durchscheinend.* Man sieht wie durch eine Milchglasscheibe. Dies ist die Bedeutung von transparent und nicht *durchsichtig.*

Aber unsere wissenschaftlichen Metaphoriker könnten durchaus zur Verteidigung anführen: Vorher war alles dunkel, jetzt ist es wenigstens durchscheinend. So sei es gemeint. Da will ich mit Bedauern meine Polemik gegen »transparent« zurücknehmen, auch wenn ich weiß, dass diese Verteidigung ziemlich *durchsichtig* ist.

Überalterung

Ein subtiles Unwort. Der Begriff erinnert an Begriffe wie *Überschwemmung* oder *Überernährung*, wogegen man ja etwas tun muss.

Wenn das Volk überaltert ist, dann hat man zu viele Alte. Sollte man dagegen aber etwas unternehmen, wie bei der Überschwemmung?

Ist es denn nicht das ausgesprochene Ziel von uns allen, gesund alt zu werden? Tun wir – vor allem die Ärzte – nicht alles dafür, dieses Ziel zu erreichen? Wenn es nach uns geht, soll doch jeder so alt wie möglich werden. Wir wollen natürlich selbst auch gerne dabei sein.

Wenn also möglichst viele alt werden, entsteht keine Überalterung, sondern unser erklärtes Ziel wird erreicht.

Nur für Ökonomen, welche die damit verbundenen Probleme sehen, entsteht »Überalterung«.

Für uns andere aber ist es doch ein Segen, dass wir über 75 Jahre alt werden können, also ein *Alterssegen.* → Gesundheitsreform, → Ärzteschwemme, → Unwort.

unauffällig	*Die internistische Untersuchung war unauffällig.* Das hoffen wir sehr. Auffällig wäre sie gewesen, wenn unser Internist bei der Herzauskultation die Nationalhymne gepfiffen hätte. Gemeint ist: *Das Ergebnis der internistischen Untersuchung war unauffällig.* → Untersuchung.
Unfallereignis	Wichtigtuerische Trivialtautologie. Jeder Unfall ist ein Ereignis. Kann schlicht durch *Unfall* ersetzt werden. Man kann getrost eine gute Flasche Rotwein darauf wetten, dass es keinen Satz mit »Unfallereignis« gibt, bei dem man das pleonastische »Ereignis« nicht weglassen kann. Ähnlich pleonastisch-bombastische Wortmonstren sind: Infarktereignis, Anfallereignis. → Geschehen.
Unfall-geschehen	→ Unfallereignis, → Geschehen.
Unfall-verletzung Unfall-verletzter	Häufig verwendet. Auch der Titel eines Buches aus einem angesehenen Verlag lautet: *Die Unfallverletzung.* Unnötige Verdoppelung! Eine Verletzung ist immer durch einen wie auch immer gearteten Unfall bedingt, es sei denn, man hat sich die Verletzung selbst beigebracht oder wurde Opfer eines Verbrechens. Wer aber von einer Unfallverletzung spricht, will mit Sicherheit derartige Verletzungen nicht ausgeschlossen wissen.

Es genügt also immer: *Verletzung.*
Unfallverletzter: Regelmäßig in Gutachten zu finden, dort für die Fachleute sachgemäß abgekürzt mit UV. Es gibt aber keinen Fall, wo man nicht ganz einfach von dem *Verletzten* sprechen könnte.

Uni

Gemeint ist: *Universität.*
Weit verbreitete Begriffsverstümmelung, übernommen aus der Studentensprache. Hat den gleichen infantil-pubertären Anstrich wie *Brummi, Ossi, Wessi, Knacki, Medis.* Mit *Softies* werden Zwergmachos von sieghaften Damen oft verhöhnt.
Man sollte aber den Stildummies nicht unbedingt alles nachsprechen. Dagegen angehen zu wollen ist aber fast so, als spräche man gegen einen Dummy.
→ Medis.

Untersuchung

Bei der Untersuchung fand sich ein systolisches Herzgeräusch.
Bei welcher Gelegenheit denn sonst? Sicherlich nicht beim Mittagessen. Man könnte noch weiter schreiben: Bei der Untersuchung, nachdem der Patient sich ausgezogen hatte und der Arzt das Stethoskop in die Ohren steckte ... fand sich ein Herzgeräusch.
Also: Jede Redundanz meiden. Telegrammstil. Es kann nur heißen: Es fand sich ein systolisches Herzgeräusch. Besser, weil einfach: *systolisches Herzgeräusch.* → Redundanz, → unauffällig.

Untersuchungs-befund

Allgemeiner körperlicher Untersuchungsbefund unauffällig.
Warum nicht einfach statt Untersuchungsbefund nur *Befund?* Nichts geht verloren und vier Silben sind gespart.

Unwort

Ein Begriff, der Personen oder Sachverhalte unangemessen, d. h. despektierlich oder diskriminierend bezeichnet (z. B. Pflegefall, Prostatiker, Epileptiker, Patientenmaterial, Spastiker, Ärzteschwemme).

Solche Unworte sind meist gar nicht abfällig gemeint, sondern oft nur Schluderei oder Ausdruck eines kränkelnden Sprachempfindens.

→ Kunde, → Überalterung, →Ärzteschwemme, → Patientenmaterial, → Gesundheitsreform, → Prioritäten setzen.

ursächlich

Die Kopfschmerzen sind ursächlich auf eine Meningitis zurückzuführen.

Qualliger Stil. Ursächlich zurückführen ist ein Pleonasmus. Richtig: *Die Kopfschmerzen sind durch eine Meningitis bedingt* (fünf Silben weniger).

verarzten

Stammt vermutlich aus der Militärmedizin. Ursprünglich ist die schnelle ärztliche Versorgung großer Massen von Menschen auf einem Verbandsplatz gemeint. In diesem Ausdruck schwang früher das völlig Unpersönliche der Behandlung mit.

Aber dies wissen die, welche den Begriff »verarzten« benützen, nicht. Sie müssen es auch nicht wissen – *sie sollten auf den Begriff verzichten.*

Verhebe-trauma

Der Begriff klingt gut und griffig, ist aber dennoch die Verkörperung der reinen Unlogik.

Gemeint ist: *Hexenschuss (Lumbago),* der oft auftritt bei bestimmten Bewegungen oder beim Heben einer Last.

Der Begriff enthält zwei Denkfehler:

- Ein Trauma wirkt immer von außen; deshalb kann beim »Verheben« von einem Trauma nicht die Rede sein.
- Auslösend für den Hexenschuss (nicht Ursache) ist eine *physiologische Belastung.* Schon deshalb ist das »Trauma« eine reine Fiktion.

Unkritisch wurde eine Redewendung aus dem Volksmund (man habe sich »verhoben« oder »überhoben«) in den Begriff eingeschmolzen.

Dieser falsche Begriff beeindruckt auch heute noch manche Berufsgenossenschaften derart, dass sie sogar eine Rente gewähren, wenn der Hexenschuss sich während der

Arbeit ereignet hat. Das »Verhebetrauma« ist Beispiel für die unheilvoll-suggestive Wirkung eines falschen Begriffs. Beachte: Gedankenklarheit führt zur Begriffsklarheit.

**verkompli-
zieren**

Eine Verunglimpfung von komplizieren. Die Vorsilbe »ver« verdient es nicht, zur Verballhornung verwendet zu werden. Sie verdeutlicht hier nichts, sondern verdirbt den Stil. Man kompliziert eine Sache nicht mehr, wenn man sie verkompliziert.

Mit *komplizieren* wird der Stil schlanker, aber keinesfalls »*ver*schlankt«.

**verunfallen,
Verunfallter**

Gemeint ist: *Einen Unfall haben, der Verletzte, der Verunglückte.*

Der Gebrauch des Begriffs »der Verunfallte« ist Ausdruck eines verunglückten Sprachempfindens gedankenloser Daherschwabbler. Es sei denn, man wohnt in der Schweiz, wo dieser Begriff gebräuchlich ist.

verwertbar

Kein verwertbarer pathologischer Befund.
→ sicher.

verzichten

Wir verzichteten auf eine Lumbalpunktion, weil die Symptome abgeklungen waren.

Ein Verzicht hat immer etwas Schmerzliches. Was um Himmels willen ist denn daran so schmerzlich, wenn man eine Lumbalpunktion nicht mehr durchführen muss, weil die Symptomatik abgeklungen ist?

Also: *Eine Lumbalpunktion war nicht mehr nötig.*

**vollste
Zufriedenheit**

Aus Zeugnissen: *Herr Dr. X arbeitete zu unserer vollsten Zufriedenheit.*

Voller als voll geht nicht. Es handelt sich um vollstes *Schwachdeutsch.* Aber auch der Sprachbewusste wird eine Ausnahme zulassen. Wenn von drei Betrunkenen einer voller als der andere ist, dann muss wohl – sternhagelnüchtern betrachtet – einer von ihnen der vollste sein.

→ optimal.

vor Ort

Der Notarzt war gleich vor Ort.
Aus der Bergmannssprache, ist der Ort, wo die Kohle gemacht wird. Es handelt sich hier um eine Sprachmarotte, die sich ausbreitet wie die Cholera. Gemeint ist: *am Ort, zur Stelle* oder ganz einfach *war gleich da.*
Diese Wendung kann wie *außen vor* ruhig außen vor bleiben.
Preisfrage: Hat Götz von Berlichingen gesagt: *am, im* oder *vor*?

Voraufnahme

Gemeint sind Röntgenaufnahmen, die früher gemacht wurden, also *frühere Aufnahmen.*
Eine Voraufnahme ist zum Beispiel eine Aufnahme, die vor einer Röntgenaufnahme gemacht wurde, gewissermaßen als Probeschuss.

vorbekannt

Vorbekannt ist eine Lungenembolie.
Irgendjemand hat dieses merkwürdig-dümmliche Adjektiv gebildet. Das Verb »vorkennen« gibt es nicht. Es hat sich ausgebreitet und vielerorts wird es gedankenlos nachgeplappert.
Vor steckt schon in *bekannt.* Aber auch → bekannt ist fast immer unnötig.
Also: Vor bleibt in diesem Zusammenhang immer außen vor. → vor Ort.
Richtig: *Lungenembolie 1989.*

vorbeschrieben

Es besteht eine vorbeschriebene Herzinsuffizienz.
Neologismus: Das Verb vorbeschreiben gibt es nicht und somit auch nicht »vorbeschrieben«.
Wenn schon, dann muss es heißen: ... *eine schon früher beschriebene Herzinsuffizienz.*
Wem dies nicht gefällt, weil er meint, dass Genauigkeit die Würze des Stils und das Mark der Wissenschaft sei, der schreibe: *Herzinsuffizienz, festgestellt Februar 1998, erste Symptome Herbst 1997.*
→ vorbekannt.

Vorliegen   Aus einer wissenschaftlichen Arbeit: *Beim Vorliegen einer Alzheimer-Demenz* ergeben sich verschiedene Probleme.
Umständlich, geschraubt.
Richtig: *Bei der Alzheimer-Demenz ...*
Wenn man das tausendfach gebrauchte Vorliegen ein für alle Mal streicht, liegt das Vorliegen eines unnötigen Vorliegens nie mehr vor.

voroperiert   *Der Patient ist schon voroperiert.*
»Voroperieren« gibt es nicht, wenn nicht gerade gemeint ist, dass ein Chirurg eine Operation vorführt.
Es muss heißen: *Der Patient wurde schon einmal operiert* (Angabe des Datums).
→ vorbekannt, → Voraufnahmen.

vorprogram-   *Durch sein ständiges Rauchen ist das Fortschreiten der Ko-*
miert   *ronarsklerose vorprogrammiert.*
Gemeint ist: Es wird etwas unwiderruflich eintreten, meist etwas Unangenehmes.
Wenn man schon zu dieser Metapher aus der Computersprache greifen will, dann richtig. Es muss heißen *programmiert*. Sonst wäre das Fortschreiten der Koronarsklerose durch das Rauchen schon einmal programmiert gewesen, was Unsinn wäre. Vermutlich kommt es zu der Vorsilbe »vor« in Analogie zu den Begriffen, die das Gleiche meinen, wie: vorgezeichnet, vorauszusehen, vorbestimmt.
Also wenn schon, dann: Das Fortschreiten ist *programmiert*.
Besser: *Es ist vorauszusehen, zeichnet sich ab.*
Die Vor- und sonstigen Programmierer neigen dazu, die Zukunft mit einem Programm zu verwechseln. → vorbekannt.

vorstellen   *Die Röntgenbilder wurden dem Chirurgen vorgestellt.*
Hoffentlich haben sie auch einen guten Eindruck gemacht!
Gemeint ist: *gezeigt, demonstriert.*
Vorstellen kann man nur eine Person oder ein Konzept, vielleicht auch einen Krankheitsfall, aber kein Röntgenbild.

Wertigkeit *Die prognostische (diagnostische) Wertigkeit von X ist hoch.*
Gemeint ist: Wert, Stellenwert, Bedeutung, Gewicht.
Es wird zunehmend Mode, an Hauptwörter noch ein -keit anzuhängen, was die Bedeutung (nicht »Bedeutsamkeit«) erhöhen soll, aber das Befinden (nicht die »Befindlichkeit«) des Sprachbewussten stört.
Im Falle der Wertigkeit haben unsere medizinischen Sprachverdreher wieder einen Begriff aus der Chemie geklaut, aber nur deshalb, weil sie sich nicht mehr daran erinnern können, was er wirklich bedeutet. Die Wertigkeit ist eine Verhältniszahl, die angibt, wie viel Wasserstoffatome ein Atom binden oder ersetzen kann.
In der Grammatik ist Wertigkeit (Valenz) die Eigenschaft eines Verbs, eine oder mehrere prädikative Ergänzungen zu verlangen.
Wir sehen also: Die medizinischen Verbalkünstler liegen mit der Wertigkeit ziemlich schief.
Merke: Wer Wörter nicht aufmotzt, sondern hübsch bescheiden bleibt (und z. B. statt Wertigkeit *Wert* schreibt), macht nicht nur weniger Fehler, sondern auch seinen Stil schlank.
→ Antibiose, → titrieren, → aufsättigen, → -keit.

Wirbelsäulen- Wie das → Zervikalsyndrom – ein Begriff aus dem Nie-
syndrom mandsland des Nichtssagenden.

Wirkeffekt *Wenn der Wirkeffekt nach einigen Tagen nicht eintritt ...*
Bei dem Buchstaben W angekommen dürfte es jetzt keine Schwierigkeit mehr bereiten, sofort den Pleonasmus zu erkennen:
Es muss entweder *Wirkung* oder *Effekt* heißen.

würde sagen Aus Arztbriefen: *Ich würde sagen (meinen), dass eine psychosomatische Störung vorliegt.*
Dieser Konjunktiv (conditionalis) verlangt nachfolgend ein »wenn«, das aber nie folgt. Dennoch stellt sich der Le-

ser die Frage: Unter *welcher* Bedingung würde der Autor dies denn sagen? Aber die Antwort kommt nicht.

Manche deuten diese Formulierung als ein höflich-bescheidenes Sichzurücknehmen des Autors. Ich sehe sie aber als eine subtile Rückzugsmöglichkeit, die sich der Autor offen hält. Er deutet an, dass er Einwände für möglich hält, Einwände, die er nicht kennt (oder allenfalls nur ahnt). Das heißt: *Er ist unsicher.* Deshalb sträubt sich ihm auch die Feder vor dem apodiktischen: *Es besteht eine psychosomatische Störung.*

»Die Meiner, Erachter und Würde-Sager äußern unausgesprochen die Bitte um Ermäßigung beim Wahrheitsanspruch (Landau 1998).

würdig

Es besteht eine operationswürdige Leistenhernie.

Wie viel sprachliches Schindluder wird doch mit dem Begriff »Würde« getrieben! Die einen finden es »menschenunwürdig«, wenn das Essen einmal kalt auf die Station kommt. Die anderen behaupten, dass ein Tumor z. B. eine unklare »Dignität« habe, andere, dass eine Leistenhernie »operationswürdig« sei; und wir wissen nicht, ob sie nun *operationsbedürftig* ist oder ob eine Operation nur ins Auge gefasst werden muss.

Wenn schon eine Sache »würdig« sein soll, dann bedeutet es, dass ihr ein ganz besonderer Wert zukommt, also auf keinen Fall z. B. einer Leistenhernie. Aber unabhängig davon: Würde kommt nur den Menschen und vielleicht noch höheren Tieren zu.

Also: *operationsbedürftige Leistenhernie.*

Wurzel-amputation

Ausdruck semantischer Insuffizienz von Radiologen.

Gemeint ist: Im Myelogramm ist ab einer bestimmten Stelle die Wurzelscheide nicht mehr mit Kontrastmittel gefüllt, weil z. B. ein Bandscheibenvorfall die Nervenwurzel komprimiert und die weitere Füllung verhindert. Manche sprechen auch vom »Wurzelabbruch«. Die Nervenwurzel ist aber keineswegs »abgebrochen«, dafür ist sie viel zu elastisch. Es ist allenfalls das Kontrastmittelband unterbrochen. Von einer Wurzelamputation zu sprechen ist aber noch unsinniger.

Unter einer *Amputation* versteht man das Abtrennen einer Gliedmaße oder eines endständigen Körperteils. Auch wenn ein Chirurg eine Wurzel durchtrennen sollte, wäre dies keine Amputation.

Was die Radiologen blutrünstig als Amputation bezeichnen, ist nichts anderes als ein Stopp des Kontrastmittelflusses in der Wurzelscheide.

Einen gleichartigen Stopp können wir auch im Spinalkanal finden, wenn eine Bandscheibe auf das Rückenmark drückt. Wie sind wir alle froh, dass die Radiologen (noch) nicht von einer »Rückenmarkamputation« sprechen.

zeitnah

Das Problem muss zeitnah gelöst werden.
Gemeint ist: *möglichst bald, in kurzer Zeit.* Es wird eine kurze Frist gesetzt.
Zeitnah bedeutet aber etwas völlig anderes: der jetzigen Zeit entsprechend, der Gegenwart entsprechend, zeitgemäß – z. B. ein zeitnahes Theaterstück.

Zeitpunkt

— *Momentaner Zeitpunkt, damaliger Zeitpunkt.*
  Überladen und falsch. Der Punkt ist nicht momentan oder damalig. Gemeint ist die momentane Zeit, die Gegenwart. Viel kürzer und richtig ist statt »momentaner Zeitpunkt«: *jetzt;* »damaliger Zeitpunkt«: *damals.*
— *Zum Zeitpunkt der stationären Aufnahme kein Fieber.*
  Äußerst umständlich, gebläht.
  Es genügt: *Bei* der stationären Aufnahme kein Fieber.

Zervikalsyndrom

Ein völlig leerer, dazu noch falscher Begriff.
Niemand weiß, was darunter zu verstehen ist.
Dieser Begriff ist eine klassische orthopädische Falschmünze.
Das Ganze wird auch nicht besser, wenn man dem Zervikalsyndrom ein Mäntelchen aus leergedroschenem Stroh umhängt und von einem *degenerativen* Zervikalsyndrom

spricht. Man versteht darunter Schmerzen und Verspannungen im Nacken, die man kindlich-naiv mit irgendwelchen degenerativen Veränderungen an der Halswirbelsäule erklären will.

Da fast alle Menschen über 50 Jahre solche Veränderungen reichlich haben, kann man damit bequem alle Nackenschmerzen erklären, Schmerzen, die dem kritischen Arzt erhebliche, teils sogar unüberwindbare diagnostische Schwierigkeiten bereiten.

Richtig: *Nackenschmerzen mit Verspannungen unklarer Ursache.*

zur ebenen Erde

Gang zur ebenen Erde normal.

Ein Orthopädenmanierismus der abstruser nicht sein könnte:

— *Zur Erde* statt auf der Erde. Es muss heißen: *auf ebener Erde.* (Zur ebenen Erde ist eine uralte Wendung, die nicht mehr gebräuchlich ist und »Parterre« bedeutet.)

— *Zur ebenen Erde.* Wer um Himmels willen könnte glauben, dass der Boden im Untersuchungszimmer des Orthopäden eine schiefe Ebene oder gar ein Geröllfeld ist? Wenn wir auch nichts gegen das ziemlich manieristische → *im Lot* haben, so wollen wir doch von den Orthopäden verlangen, sofort dieses monströse Wortgebilde unter ebener Erde zu begraben.

Vorschlag: *Gang normal.*

Zustand nach

Dieser Begriff wird fast immer als Diagnose gebraucht. Ein »Zustand nach« ist aber noch nie definiert worden und kann auch nie definiert werden, z. B. *Zustand nach Herzinfarkt 2003.*

Der Patient kann Marathonläufer sein oder auch kurz vor der Herztransplantation stehen. Der Begriff ist also völlig bedeutungsleer.

Noch größerer Unsinn: *Zustand nach Blinddarmoperation 1989.*

Im Übrigen, was sind wir alle? Natürlich: *Zustand nach Geburt.*

Chefärzte und Oberärzte sollten dieses intellektuell indiskutable »Zustand nach« in Arztbriefen und wissenschaftlichen Arbeiten rundweg verbieten.

Nur so kann diese Leerformel, die für schlichtere Gemüter dazu noch Bedeutungsschwere vortäuscht, ausgerottet werden.

Also: Wenn schon eine ungenaue Diagnose, dann genügt: *Herzinfarkt 1999.*

Zustandsbild

Zustand genügt immer.

→ Gangbild, → Beschwerdebild.

**Zweifach-
kombination**

Häufig in wissenschaftlichen Arbeiten und Arztbriefen.

Gemeint ist: Kombination zweier Arzneimittel, nicht etwa eine doppelte Kombination.

Es muss heißen: *Zweierkombination.*

**zwischen-
zeitlich**

Besser: *inzwischen.*

Z

Literatur

Blackmore, S. (2000) Die Macht der Meme. Spektrum Akademischer Verlag, Heidelberg (Original: The Meme Machine), Oxford University Press 1999

Cohen, J. (1999) The march of paradigms. Science 283: 1998–1999

Dawkins, R. (1996) Das egoistische Gen. Rowohlt, Reinbek (Original: The Selvish Gene) Oxford University Press 1976

Ellestad, M. (1996) Chronotropic incompetence. Circulation 93: 1485–1487

Gleiss, A. (1989) Unwörterbuch. Sprachsünden und wie man sie vermeidet. Fischer, Frankfurt/M.

Habermas, J. (1981) Theorie des kommunikativen Handelns. Suhrkamp, Frankfurt/M.

Heckl, R. W. (1990) Der Arztbrief. Eine Anleitung zum klinischen Denken. Thieme, Stuttgart

Henscheid, E. (1994) Dummdeutsch. Reclam, Stuttgart

Hirsch, E. C. (1994) Deutsch für Besserwisser. Deutscher Taschenbuch Verlag, München

Krämer, W. (2000) Modern Talking auf deutsch. Ein populäres Lexikon. Piper, München

Kraus, K. (1952–1967) Werke. Hrsg. Heinrich Fischer. Kösel, München

Kuhn, T. S. (1973) Die Struktur der wissenschaftlichen Revolutionen. Suhrkamp, Frankfurt/M.

Landau, W. M. (1998) Physican pheal thyself. In: Clinical Neuromythology. Hrsg. W. M. Landau. Futura Publishing Company, New York

Leonhard, R. W. (1986) Auf gut deutsch gesagt. Ein Sprachbrevier für Fortgeschrittene. Piper, München

Orwell, G. (1968) The collected essays. Journalism and letters of George Orwell. Hrsg. Sonia Orwell, Ian Angus, Secker & Warburg, London

Reichert, K. (2000) Mythos und Sprache am Krankenbett. In: Sprache, Denken. Annäherung von Medizin und Geisteswissenschaft. Hrsg. K. Reichert. Rothe, Passau

Reiners, L. (1990) Stilfibel. Der sichere Weg zum guten Deutsch. Beck, München

Reiners, L. (1991) Stilkunst. Ein Lehrbuch deutscher Prosa. Beck, München

Sanders, W. (1998) Sprachkritikastereien. Wissenschaftliche Buchgesellschaft, Darmstadt

Schneider, W. (1986) Deutsch für Profis. Goldmann

Schneider, W. (1987) Deutsch für Kenner. Die neue Stilkunde. Sternbuch Gruner u. Jahr AG

Schneider, W. (1994) Wörter machen Leute. Magie und Macht der Sprache. Piper, München

Schneider, W., Raue, P. J. (1998) Handbuch des Journalismus. Rowohlt, Reinbek

Sick, B. (2004) Der Dativ ist dem Genitiv sein Tod. Kiepenheuer & Witsch, Köln

Sick, B. (2005) Der Dativ ist dem Genitiv sein Tod. Folge 2: Neues aus dem Irrgarten der deutschen Sprache. Kiepenheuer & Witsch, Köln

Sternberger, D., Storz, G., Süskind, W (1986) Aus dem Wörterbuch des Unmenschen. Neue erweiterte Ausgabe mit Zeugnissen des Streites über die Sprachkritik. Ullstein, Frankfurt/M.

Storz, G. (1984) Deutsch als Aufgabe und Vergnügen. Klett-Cotta, Stuttgart

Ueding, G. (1996) Klassische Rhetorik. Beck, München

Waal, de F. (2001) Der Affe und der Sushimeister. Das kulturelle Leben der Tiere. C. Hanser, München

Wiener, R. (1999) Der lachende Schopenhauer. Militzke, Leipzig

Zimmer, D. E. (1988) Redensarten. Trends und Tollheiten im neudeutschen Sprachgebrauch. Haffmans, Zürich

Zimmer, D. E. (1997) Deutsch und anders – die Sprache im Modernisierungsfieber. Rowohlt, Reinbek

Printing: Ten Brink, Meppel, The Netherlands
Binding: Stürtz, Würzburg, Germany